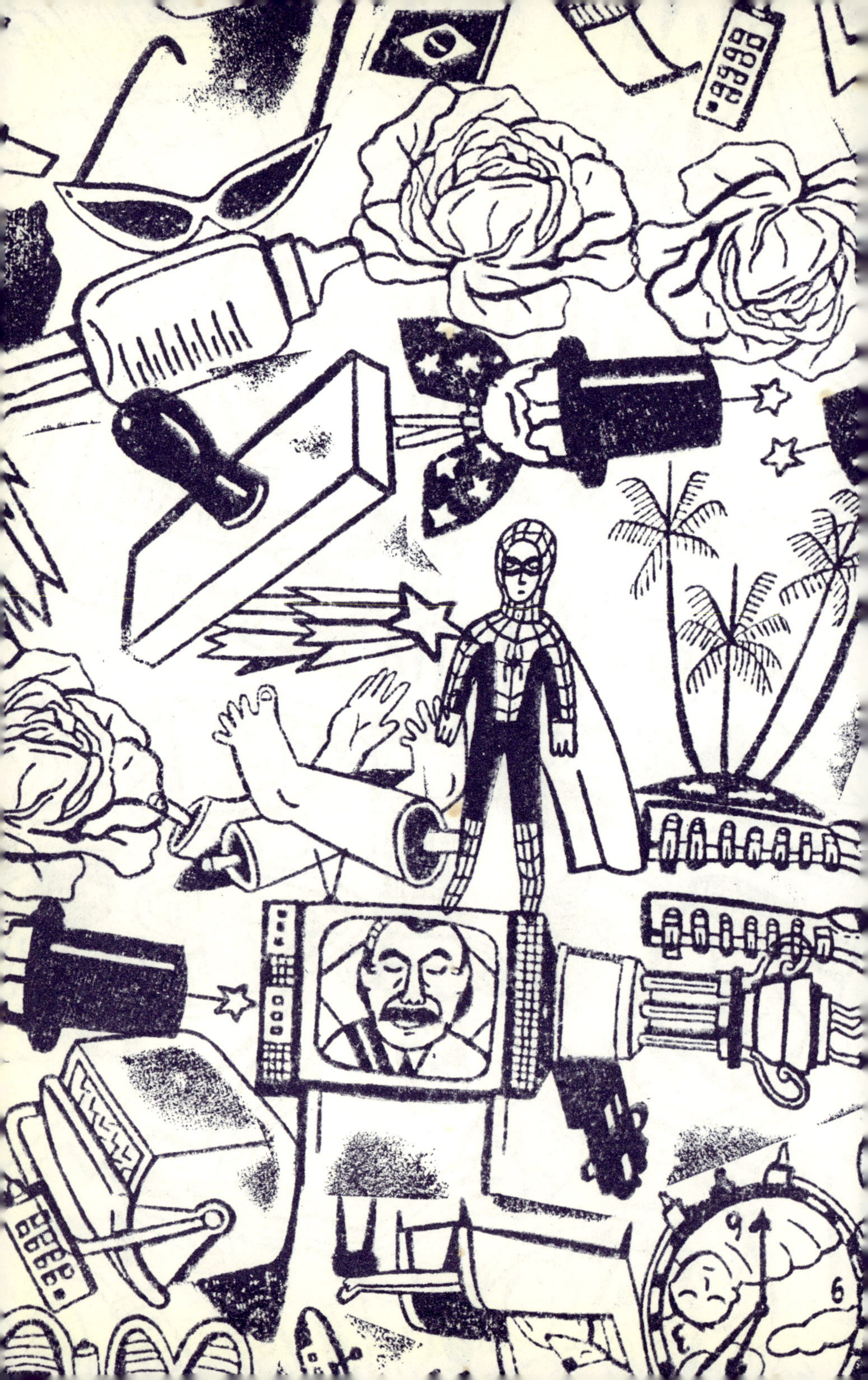

Mãe é mãe

JUDITH BRITO

Mãe é mãe

Experiências da maternidade na juventude e na maturidade

PUBLIFOLHA
1995 — 2005
10 ANOS

Edição
Eliana Sá

Assistência editorial
Julia Duarte

Capa e projeto gráfico
Paula Astiz

Ilustrações
Andrés Sandoval

Produção gráfica
Soraia Pauli Scarpa

Editoração eletrônica
Paula Astiz Design

Revisão
Valéria Coppola
Eveline Teixeira

Dados Internacionais de Catalogação na Publicação (CIP)
(Câmara Brasileira do Livro, SP, Brasil)

Brito, Judith
Mãe é mãe : experiências da maternidade na juventude e na maturidade / Judith Brito. -- São Paulo : Publifolha, 2005.

Bibliografia.
ISBN 85-7402-566-6

1. Gravidez - Obras de divulgação 2. Mães - Psicologia 3. Mães e filhos 4. Maternidade - Aspectos psicológicos 5. Maternidade - Aspectos sociais I. Título. II. Título: Experiências da maternidade na juventude e na maturidade.

05-1962 CDD-306.8743

Índices para catálogo sistemático:

1. Mães e filhos : Relacionamento : Sociologia 306.8743
2. Maternidade : Experiências : Sociologia 306.8743

PUBLIFOLHA
Divisão de Publicações do Grupo Folha

Al. Barão de Limeira, 401, 6º andar, CEP 01202-001, São Paulo, SP
Tel.: (11) 3224-2186/2187/2197 Fax.: (11) 3224-2163
E-mail: publifolha@publifolha.com.br – Site: www.publifolha.com.br

Para João e Mateus,
naturalmente.

AGRADECIMENTOS

Estes textos foram quase todos escritos no primeiro semestre de 2004, quando meu primeiro filho, João, tinha menos de 23 anos e Mateus, o segundo, ainda não tinha completado três. Trata-se de um *patchwork* de minhas experiências pessoais com a maternidade, o que significa que o conjunto talvez não tenha muita unidade. Por serem vivências tão particulares, não há qualquer garantia de que servirão de parâmetro ou exemplo para outras mães (talvez em alguns casos sejam exatamente modelos de como não agir). Há um recorte óbvio em questões do relacionamento com filhos, visto que não tive meninas, mas entendo que existem muitos aspectos comuns na criação de crianças em geral, dos dois gêneros.

Trata-se, também, de uma declaração de amor aos meus filhos — como se isso fosse necessário. Claro, principalmente aos dois "de verdade", mas igualmente aos filhos *latu sensu*, aquela filharada permanente ou extemporânea que os de espírito maternal exacerbado costumam arranjar pela vida.

Agradeço ao João e ao Mateus por existirem e por terem de aturar meus exageros na vida real e várias pieguices nestes textos, só justificáveis porque "mãe é mãe".

Agradeço ao pai do João e ao pai do Mateus, co-autores de obras-primas.

Sou especialmente grata aos meus generosos amigos, aos

meus pais e aos meus irmãos corujas, que me animaram a mostrar os textos fora do círculo mais íntimo. Em especial agradeço aos que colaboraram mais diretamente: às amigas Ana Mendes e Andréa Campos; à editora deste livro, Eliana Sá, pelas sugestões que sem dúvida melhoraram o produto final; à minha querida tia e parceira Maria Joana de Brito D'Elboux Couto, pelos preciosos palpites; à Maria Luísa D'Elboux, meticulosa leitora; ao meu guru e amigo Geraldo Massaro, preciso em observações cirúrgicas; à Teca Sadek, minha eterna cúmplice; e à minha quase-irmã Rosanna Pomella, por agüentar minhas intermináveis conversas sobre... filhos.

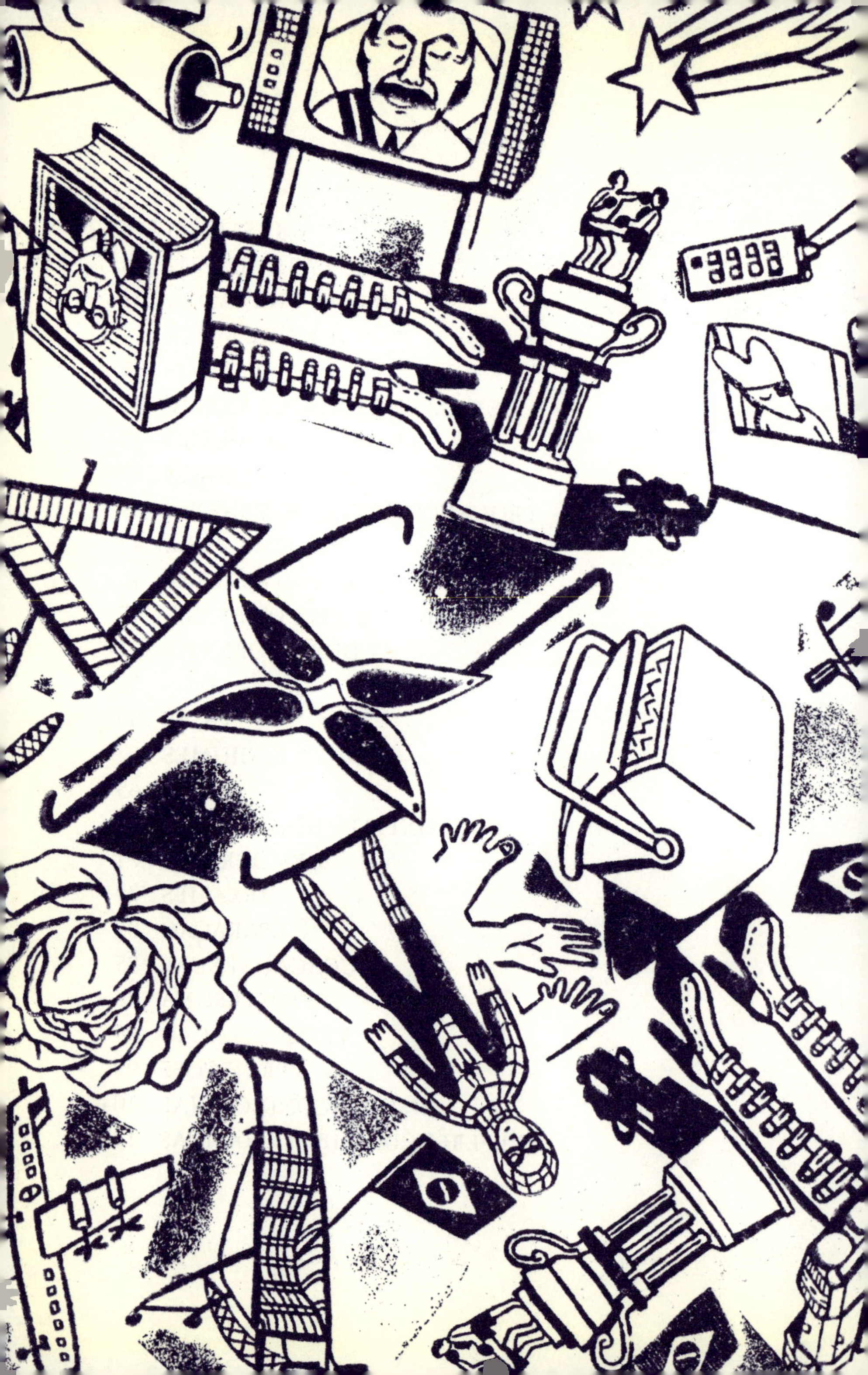

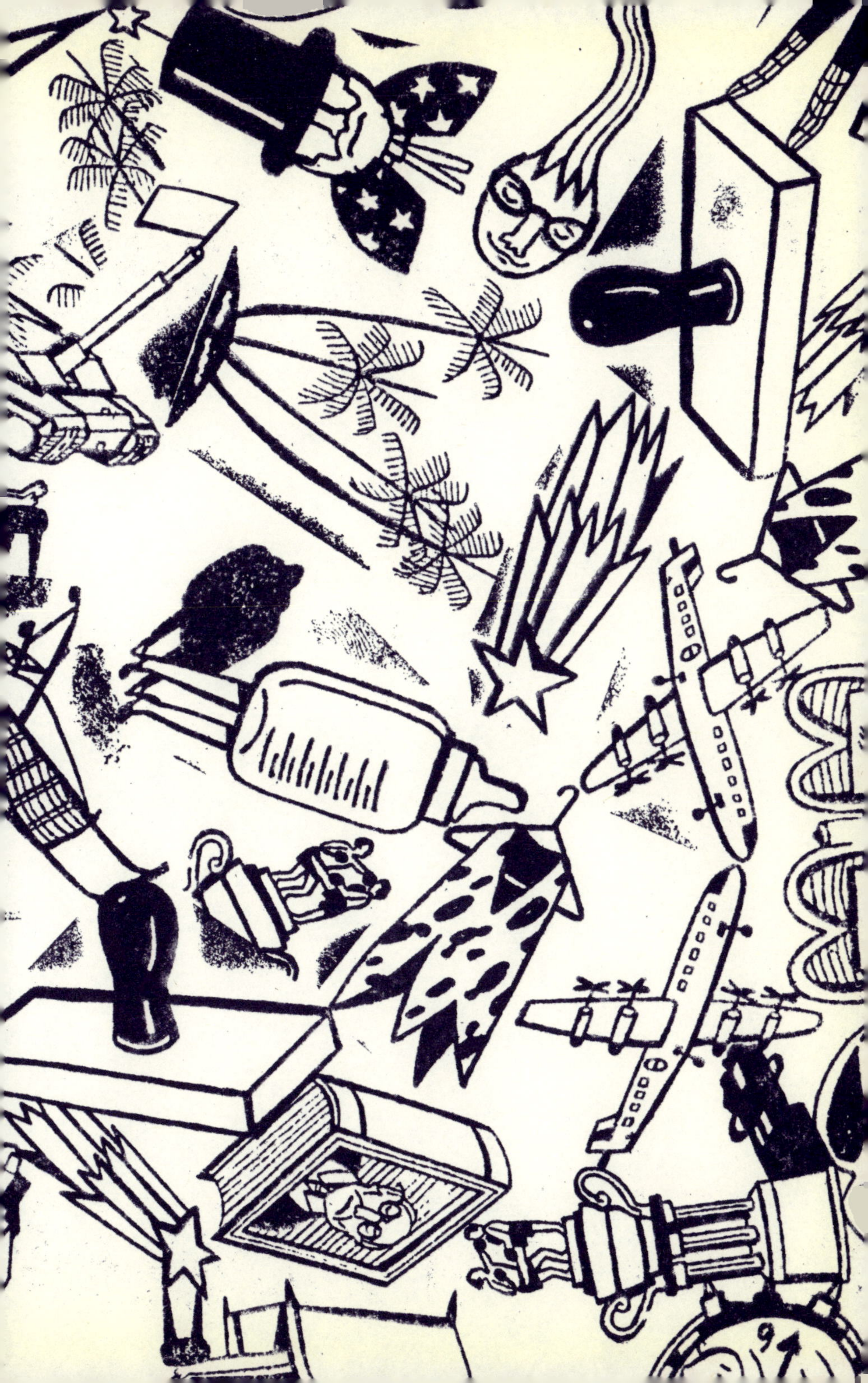

INSTINTO

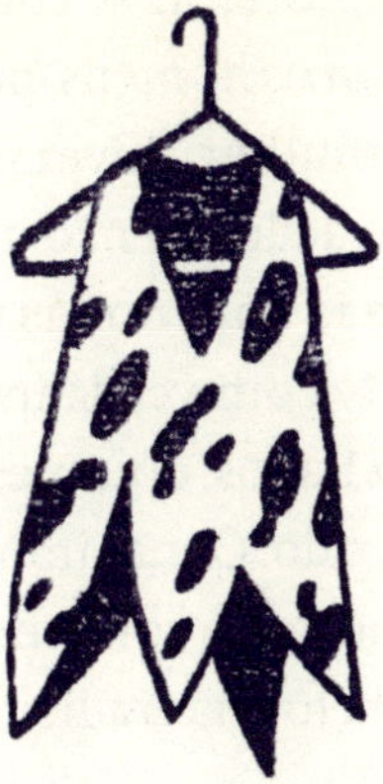

Sou daquele tipo, hoje em dia cada vez mais raro, que sonhava com filhos desde a adolescência. Tinha nomes, planos, projetos. Isso num tempo em que já não era mais *in* ter o foco em casamento e filhos, em que a mulher devia mostrar obsessão por formação acadêmica, trabalho e carreira.

Sempre fui boa aluna e "trabalhadeira", portanto, parte do socialmente esperado cumpri sem problemas. Quanto ao desinteresse por casamento, fingia bem, inclusive para mim mesma. Já sobre filhos... A verdade é que não era fácil apreender valores claros para os que viveram os tempos pós-Revolução Sexual. Antes, era recomendável que a mulher fosse prendada, submissa ao marido e boa mãe. Se fosse bonita, melhor ainda. E ponto. A partir dos anos 60, uma pesada cesta de exigências, por vezes contraditórias, caiu sobre a cabeça das pobres e confusas representantes do sexo frágil. Os pais as queriam casadas e com filhos, o meio, isto é, os amigos, não. Pais e amigos talvez coincidissem na pressão por ilustração e independência financeira, mas por razões diferentes: os primeiros almejavam estabilidade e segurança; os segundos, a satisfação dos desejos individuais, liberdade e criatividade. Isso só poderia acabar em "samba do crioulo doido". Fui (e sou) representante típica desse caos.

De fato, dizia aos quatro ventos que não tinha interesse em

compromissos, alardeava apenas meus planos acadêmicos e profissionais. Ocorre que — e não houve de minha parte qualquer estratégia nisso, ao menos consciente — declarar-se contrária a compromissos, como normalmente fazem os homens, pode funcionar às avessas quando se trata de uma mulher. Talvez não acreditem e queiram nos testar (que espécie de louca não desejaria ardentemente aprisionar um homem nas teias do casamento, ainda mais um exemplar tão interessante como cada um se julga?). Indo direto ao ponto: casei-me aos 21 anos, dois meses após conhecer meu então futuro e hoje ex-marido. O máximo da contestação foi fingir desinteresse por cerimônias e comemorações, que afinal aconteceram, ainda que não da forma tradicional, como meus pais talvez sonhassem.

Mas nosso assunto aqui é o *instinto filial*, e quanto a isto nunca tive dúvidas: moderna ou não, não poderia passar a vida sem essa experiência, e me considero privilegiada por não ter precisado conviver com a angústia da indecisão (nem tampouco do arrependimento posterior). Parênteses: acho absolutamente normal ter essas dúvidas ou mesmo a certeza de que filhos não seriam bem-vindos, embora tenha lido em algum lugar que, no fundo, ainda somos seguidoras — um pouco mais civilizadas — das leis das cavernas, ditadas pela idéia fixa da reprodução da espécie. Particularmente me acho a própria mulher das cavernas, apenas menos desgrenhada por ter feito escova definitiva. Pude treinar a maternidade cuidando de alguns irmãos (a ponto de comparecer, como responsável, a reuniões de pais e mestres na escola deles) e, em relação aos dois mais novos, posso dizer que roubei um pouco o papel de minha mãe — com certeza estou misturada aos mapas edipianos deles. Lembro-me perfeitamente de que o primeiro pensamento que tive ao bater os olhos naquele que viria a ser o pai do meu primeiro filho foi exatamente que poderia ser o pai de meu filho. Mas, mesmo com essa confissão, jamais poderei ser acusada de não ter sido clara: falei do desejo de filhos, com nomes e tudo, no primeiro encontro. Até hoje não entendo como o então pretendente a namorado não saiu correndo do bar, sem pagar a conta (ou a metade, já que eu era feminista). Ao contrário, ganhei de presente um livro com um dos prováveis nomes: *Maíra*, de Darcy Ribeiro. A concepção de João foi rigorosamente planejada para combinar minha ansiedade com a data de entrega do apartamento em obras que havíamos adquirido; contudo, fomos atropelados numa noite por duas garrafas de champanhe, o que nos deixou na contingência de ter que fazer mudanças já com um bebê recém-nascido.

Vinte anos depois, já quarentona e com muito mais experiência, poupei tempo e trabalho: o instinto já atraiu como ímã um futuro pai que, antes mesmo de perguntar se eu queria namorá-lo, me perguntou se eu gostaria de ter um filho com ele. Eu queria, é claro. Mas fiquei de pensar, evidentemente.

Dá para entender por que os maridos ficam tão enciumados e ressentidos conosco depois que os filhos nascem: não há nada que provoque revolução tão grande na nossa vida, na dos pais em especial, nem ninguém que provoque paixão igual nas mães. Com a diferença de que, contradizendo o próprio espírito da palavra *paixão*, a que as mães sentem pelos filhos não acaba nunca.

NÃO BASTA SER PAI

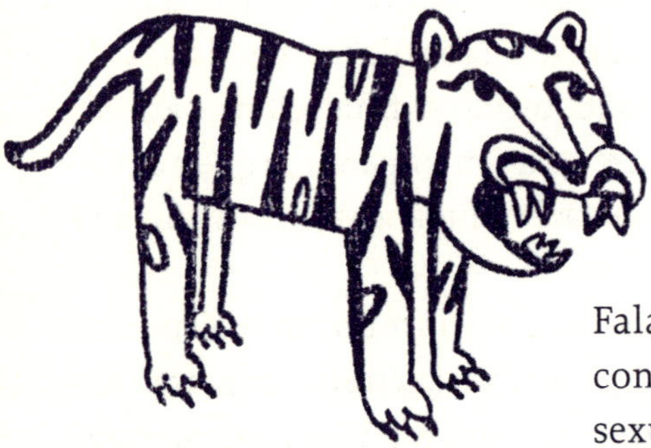

Fala-se muito hoje num novo conceito de homem, o "metrossexual". Não, não se trata de um homem superdotado, e sim de uma versão nova e desejada de parceiro: aquele que desempenha também — e com prazer, de preferência — parte das atribuições consideradas tipicamente femininas, sem que isso se confunda com boiolagem. Cuidar das crianças, da casa, ter o tempo flexibilizado por causa da agenda da família (normalmente é a mulher quem se vira pelo avesso para dar conta de tudo) estão entre as credenciais desse objeto do desejo feminino.

Não diria que Lima, o pai do Mateus, meu segundo filho, seja um exemplar acabado de metrossexual, já que tem o dom de se entupir de mais atribuições e compromissos do que qualquer ser humano seria capaz de cumprir. Além disso, como ele sempre reclama, é difícil dividir espaços com mulheres como nós, impacientes demais para pedir, destreinadas para aceitar até mesmo gentilezas básicas. Dou-lhe razão ao reclamar, por exemplo, quando ele puxa a cadeira no restaurante e eu me sento antes na vaga ao lado, deixando-o em pé e parado a me olhar, frustrado. Mas no quesito disponibilidade para ousar nas tarefas tidas como femininas, sem nenhum medo ou preconceito, não tenho do que reclamar. A começar do trivial, a cozinha, em que os homens se tornam cada vez melhores, e onde ele sempre brilha, a anos-luz dos meus Miojos.

Tendo sido o "autor intelectual" do Mateus — além, obviamente, da participação, digamos, "braçal" —, ele nem poderia pensar em não estar ao meu lado desde antes da gravidez, nos preparativos e testes óbvios aos quais devem se submeter pais já um pouco "passados". Uma vez que chegamos a um acordo quanto ao cronograma, fomos a campo para os exames, de forma a não corrermos riscos desnecessários. Fomos juntos à primeira visita ao ginecologista, ouvimos atentos e comovidos a preleção do médico, saímos de lá com uma lista de testes a serem feitos. Para dizer o mínimo, estávamos ansiosíssimos para saber os resultados e pôr mãos à obra. Chegou finalmente a data marcada para ouvir o diagnóstico sobre estarmos ou não aptos à gravidez. Tomei o cuidado de agendar pela manhã, muito cedo, quando as chances de algum imprevisto profissional são reduzidas. Lei de Murphy: meia hora antes recebo uma ligação para ir urgente ao escritório. O que fazer?

Fiquei constrangida de sugerir o que afinal acabou acontecendo: Lima me propôs e, na falta de opção, aceitei que ele fosse sozinho ao ginecologista. O pai do Mateus é reconhecidamente engraçado, mas ouvi-lo contar sobre a cena na sala de espera do consultório foi impagável. Ele sentou-se calmamente e se pôs a ler revistas, com os exames no colo, sob o olhar curioso das demais futuras mamães que ali aguardavam. De repente, a secretária brada: "Dona Maria Judith, pode entrar!".Sensação na sala, até porque Lima não pode ser acusado de "delicado" (costumo dizer que ele teria dificuldades se um dia resolvesse mudar de gênero). Foi assim que ele soube, em primeira mão, que poderia, sim, ser mamãe — digo, papai.

Não foi diferente na rotina das consultas mensais. Como sempre, seu ascendente geminiano é mais forte, e ele acaba fazendo amigos aonde quer que vá. Conheceu e me apresentou o dr. Ayres, "nosso" ginecologista e, claro, tornou-se íntimo dele, a ponto de eu me sentir um estorvo nas consultas. Falavam de tudo, de negócios, viagens, cavalos, esportes, enquanto eu morria de ansiedade pelo atraso que essa "social" provocaria nos meus compromissos profissionais. Sobrava-me — e ao bebê, afinal a atração maior — algum tempinho de exame ao final da visita/consulta. O dr. Ayres continua a ser um amigo especial, além de ter dirigido a cena única do nascimento do Mateus.

Nos exames de ultra-som — modernidade que me poupou as tentativas de adivinhar como seria o nenê, às vezes em sonhos, como ocorreu com o João —, Lima tagarelava animadamente com o médico responsável, identificando corretamente pernas e braços onde eu enxergava intestinos (lindos, já que eram do Mateus, mas intestinos).

Para que essa promissora nova modalidade de homem vingue, certamente nós mulheres — co-responsáveis pelo machismo do mundo, por meio da educação que damos aos filhos — teremos papel fundamental. Mateus é um dos que têm muito a aprender para se desfazer de princípios que, com três anos, já está introjetando. Preocupa-me, por exemplo, seu comportamento quando quer brincar comigo de papai e mamãe, com dois pequenos ursos como nossos filhos. Ele os carrega por instantes, mas logo os entrega para que eu, a mãe, cuide deles. E, se um dos "filhos" o chama, dublado por mim, responde rápido: "Agora não posso, estou muito ocupado lutando com um tigre...".

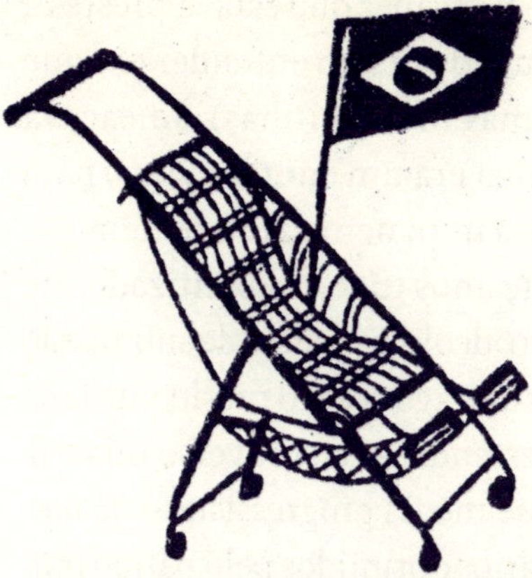

PELAS DIRETAS JÁ!

Vinte anos — a diferença de idade entre meus dois filhos — são uma eternidade. Minha mãe também teve filhos com esse intervalo de idade, mas, ao contrário de mim, povoou a casa com mais seis crianças entre um extremo e outro — e isso faz toda a diferença.

O hiato de tempo me fez perceber com mais clareza e refletir sobre como mudaram radicalmente os costumes e o dia-a-dia em geral: hoje todo mundo tem telefone, a internet é um fato, sabe-se o sexo e praticamente todas as características do bebê enquanto ele ainda está na barriga (nem essa privacidade existe mais!); fralda descartável, antes um luxo caro e usado só em incursões fora de casa, é um imperativo (aliás, alguém ainda conhece a horrível combinação calças plásticas e fraldas de pano?). Agora também é moda a mulher ter filhos em idade mais avançada, aproveitando o alongamento da expectativa de vida que nos permite ser um pouco avós de nossos rebentos.

Mas talvez nada tenha mudado tanto quanto o ambiente político, e eu me dei conta disso ao ouvir, para montar a então futura CDteca do Mateus, o inevitável *Os Saltimbancos*, com versões de Chico Buarque para as músicas da opereta de Sergio Bardotti e Luiz Enriquez, criada a partir do enredo de *Os músicos de Bremen*, dos irmãos Grimm. Rememorei as melodias e letras após vinte anos, aos prantos, em viagem de carro, enquanto Mateus pulava na minha barriga. Chorava compulsivamente, emocionadíssima ao lembrar do João-bebê e por saber que estava prestes a repetir a experiência. Lima, preocupado (e sem entender por que tanto sentimento por conta de umas musiquinhas), ameaçava confiscar o CD (que na versão antiga era um enorme vinil) para sempre, pois isso não faria bem para mim nem para o neném.

Impressionante como há vinte anos tudo era politizado: até tomar (ou não) Coca-Cola era um ato ideológico, sinal de submissão aos imperialistas ianques. E pensar que agora até o presidente Lula toma e diz que é bom... Esse clima estendia-se ao universo infantil. As crianças — ao menos as da classe média progressista — já nasciam ouvindo que os bichos proletários oprimidos pelo patrão burguês podiam vencer se juntassem forças: o jumento sempre castigado, o cachorro servil, a galinha ameaçada de virar sopa porque não servia mais para botar ovos e a gata, uma espécie de dondoca que se aliava à causa dos amigos pobres em busca de liberdade. Havia ainda *A arca de Noé*, seqüência de dois discos infantis na mesma concepção "cabeça" e cheios de estrelas da MPB. Neste caso eram mais lições de moral, mas na linha política Alceu Valença cantava *A foca*, uma comparação entre as performances de focas de diferentes nacionalidades (a americana, a francesa, e assim por diante). Obviamente a foquinha brasileira desfalece durante o show, de fome!

João me acompanhava (ou era obrigado a) em minhas andanças contra a ditadura, no movimento pró-diretas já!. Nunca o submeti a situações perigosas como grandes aglomerações, evidentemente, mas talvez mesmo os eventos políticos mais inofensivos não fossem os melhores programas para um bebê. De qualquer forma, acho que ele viveu um período único, no qual tínhamos ideais, achávamos que podíamos mudar o mundo, e que a sociedade estava prestes a conquistar sua plenitude, numa salada ilusória de que a própria felicidade individual se resolve somente pelo coletivo. Era bom sonhar com esse mundo ideal, embora boa parte fosse pura imaturidade (nisso talvez João, meu companheiro de jornada, fosse menos infantil, ao ignorar a revolução e aproveitar apenas a festa).

Mateus teve a felicidade de nascer sob a democracia já estabelecida, fruto também da "luta" do irmão mais velho, apesar de toda a pobreza que se mantém no país e da desigualdade social. Hoje a democracia não é mais vista como panacéia para todos os males, e principalmente como condição suficiente para resolver os problemas econômicos das nações. Talvez tenhamos lido marxistas demais, e os mais básicos de menos. Toqueville já havia adiantado que "quando o povo governa, é necessário que ele seja feliz para que não abale o Estado". No cenário político, a democracia é — felizmente — um tédio, pois instaura a monotonia das regras eleitorais e acaba com as nossas ilusões. Faz com que encaremos a vida mais como ela é: nenhum milagre ou revolução à vista, nenhuma promessa de paraíso, exceto o que pudermos construir com trabalho, maturidade e aceitação da diversidade (sobretudo quando os diferentes minoritários formos nós).

Também complica o tipo de avaliação política que fazemos. Antes era fácil identificar o bem e o mal, bastava dividir o mundo entre os que não admitiam a democracia e os que ansiavam por ela (na fase final de transição, quase todos). No bojo dessa dicotomia estava, para grande parcela da população, mais o desejo de melhorar de vida do que propriamente ideais democráticos. Agora fomos entregues à conclusão de que a vida política e seus atores não se explicam por julgamentos fáceis. Partidos e personagens políticos nunca são apenas bons ou maus, coerentes ou incoerentes, justos ou injustos, mas podem ser tudo isso, dependendo da interpretação, do assunto ou do momento. Pode-se, é claro, fugir para a solução fácil de igualar a todos no caldeirão da condenação, como muitos fazem, pasteurizando as enormes diferenças do mundo. No entanto, como disse Rui Barbosa, "a pior das democracias ainda é preferível à melhor das ditaduras".

CHÁ DE BEBER

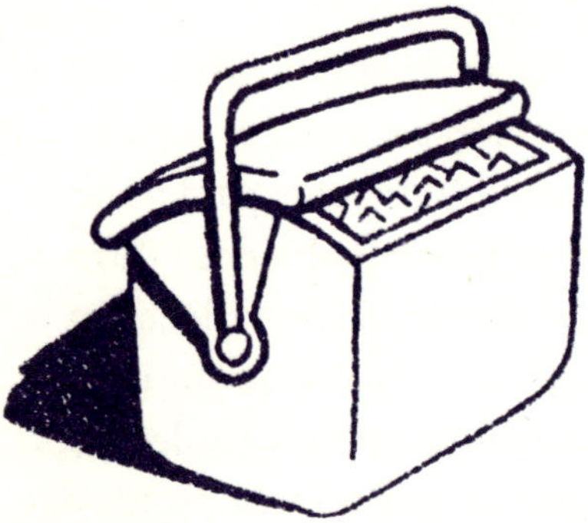

Já estava no período previsto para o Mateus nascer e ainda não tinha sido possível agendar o famigerado chá de bebê. Lima e eu já havíamos desistido, mas alguns amigos queridos resolveram tomar a iniciativa de marcar a data do evento, um domingo, em nossa casa. Foi muito bom, com fotos, visitas ao quarto do bebê, conversas deliciosas, música, e principalmente muitos comes e bebes, mais bebes do que comes. Tinha até chá, que ficou intocado. A certa altura constatei que os únicos sóbrios da festa éramos eu e as crianças presentes.

O pai e o irmão já crescidinho do Mateus eram os mais animados. Dividiram uma garrafa de absinto, bebida então em voga pela polêmica da proibição de seu consumo no Brasil, em função do alto teor alcoólico. Por volta da uma hora da manhã, as últimas visitas já tendo se despedido, iniciei solitariamente o trabalho de dar um jeito mínimo àquele fim de Império Romano em que se transformou a casa. Apenas o básico, guardar o perecível e ajeitar os copos sobre a pia. Lima, o pai do homenageado, ouvia Pink Floyd ao lado do toca-CD, embalado na curtição e aumentando o som cada vez mais. De vez em quando eu me aproximava, abaixava o volume, preocupada com os vizinhos naquele adiantado da hora, e até explicava a razão de minha atitude, como se resolvesse. Poucos instantes depois já se ouvia a música alta de novo.

Na terceira jornada do aumenta-abaixa, Lima levantou-se e resolveu ir para a sala de tevê, contrariado. Fui finalmente dormir. No meio da madrugada resolvi checar, e o encontrei no escritório, sentado, escrevendo. Diante da minha estranheza, explicou que estava "fazendo o Imposto de Renda, amor". Achei inútil argumentar que estávamos em junho, a declaração de 2001 deveria ser entregue só em abril do ano seguinte. Era óbvio que, passada a euforia, ele só estava achando algo de útil para fazer e se redimir, embora aquele adiantamento em nada combinasse com seu padrão de fazer tudo com atraso (aliás, como somar as contas do ano que estava ainda na metade?).

Pouco tempo depois, acordei novamente, com a camisola molhada. Como já havia aprendido a não fazer xixi na cama, concluí que se tratava do líquido amniótico que vazara com o rompimento da bolsa. Acordei a casa, médico contatado, nos vestimos para seguir para a maternidade, Lima, João, eu e Mateus, que queria compartilhar da bagunça do lado de fora (o *habitat* já devia estar bem apertado e desconfortável). Foi muito divertido ver o ansioso pai apanhar, enojadíssimo e a distância, a cesta de bebidas que havia preparado para recepcionar os amigos na maternidade, após o nascimento. Acabei achando que aquela ressaca foi obra da providência divina a meu favor, preocupada que estava com as promessas do Lima de comemorar a chegada de seu tão esperado filho.

Já na sala de parto, continuei a me divertir ao ver o rosto vermelho do Lima atrás da máscara de cor diferente da usada pela equipe médica, em uma roupa reservada aos pais que têm coragem de acompanhar ao vivo o nascimento dos filhos. Tinha certeza de que ele não daria o vexame de desmaiar em plena sala de parto, como ocorre com alguns que se acham mais corajosos do que de fato são. Meu receio era de que a "lembrança" da bebida da noite anterior o fizesse vomitar ali. Seria o fim. Para piorar, tudo registrado em fotos e filme, como é moda hoje.

Aliás, falando em moda, optamos por abrir as cortinas da sala de parto à "torcida" apenas quando o Mateus já tivesse nascido, porém poderíamos ter escolhido o acompanhamento de todo o parto. Não sei bem como funciona, mas fiquei imaginando como se sentiam as rainhas nas cortes européias, Marias Antonietas obrigadas a parir com platéia — afinal, tratava-se do nascimento de futuros reis. Como não era o meu caso, apesar de meus filhos serem meus reis, achei melhor a semiprivacidade mesmo.

Finalmente, o momento mais esperado de conhecer o Mateus "ao vivo": falta de imaginação minha, constatei ser ele cópia perfeita do João, mesmo peso, mesma altura e mesma carinha de joelho nocauteado, roxo e amassado. Lembrei-me do comentário lacônico do pai do João quando o viu pela primeira vez, tentando me consolar (ou a si próprio): "O que importa é a saúde". Meio assustador, embora nesta segunda viagem eu já soubesse que esse aspecto duraria pouco, pois rapidamente surgiria ali um garoto bochechudo e rosado. Além disso, como todas as mães sabem, os bebês são sim joelhinhos, mas são os *nossos* joelhinhos, lindos como só nós podemos enxergar. Foi com esse orgulho que o exibi, nas horas seguintes, para os amigos, alguns ainda estampando no rosto os efeitos do "chá de beber".

ESTILOS

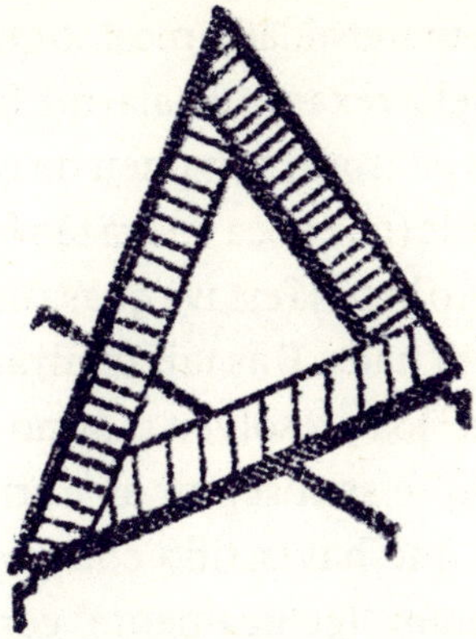

Num dos muitos papos furados com o dr. Ayres, "nosso" (meu e do Lima) ginecologista, ele discorreu sobre a sociologia racial do comportamento no parto. Engraçadíssimo. Com sua vasta experiência, analisou as japonesas, discretas mesmo nessa hora difícil, que permanecem do início ao fim com seu imutável sorriso amarelo. Passou pelo espectro das nacionalidades até chegar às teatrais italianas e às escandalosas árabes, num gradiente de estereótipos que, se não tiver nenhum valor como estudo científico, ao menos nos rendeu boas risadas.

Tentei me classificar no "estudo" e concluí que havia sido, em minha primeira experiência, completamente nipônica, mais por despreparo prático que por convicção. Totalmente teórica na época, havia me preparado, por meio de livros e revistas especializadas, tanto para reconhecer o momento de ir para a maternidade como para administrar o processo de forma a fazer algum barulho somente na reta final, como sempre vi nos filmes. Assim, quando numa noite de sexta-feira, após ter trabalhado o dia todo, comecei a sentir uma sensação estranha de endurecimento da barriga e dor, fiquei na minha. Para mim, com certeza não era o momento, porque este seria precedido de contrações ritmadas durante intervalos regulares, como manda o manual. Continuei a ver meu filme na tevê, até um ponto em que passou a não me interessar mais se o final seria feliz. Fiquei preocupada. Como certamente ainda não era o parto, o que seria? Por fim acordei o pai do João, que me convenceu a ir para a maternidade, mesmo que eu tivesse convicção de que passaria pelo vexame do alarme falso. Não era, e inclusive porque tivemos de trocar um pneu do carro que furou no caminho da maternidade (na época eu era tão feminista que cogitei descer para ajudar!), o bebê já estava quase nascido quando lá chegamos. Não entendi nada. E as tais contrações regulares? E o rompimento da bolsa? João resolveu mesmo nascer "sem combinar com o zagueiro" e sem seguir as normas. Refletindo depois, lembrei-me de que havia tido contrações durante todo o dia (sem saber que eram "tecnicamente" contrações), mas sem dor.

Enquanto chamavam o médico às pressas, eu já estirada e preparada na sala de parto, fiquei prestando atenção em outro nascimento que estava acontecendo na sala ao lado, conjugada à minha, semicerrada por porta de vidro, mas que me permitia acompanhar tudo pela fresta aberta. Não cheguei a saber se a mãe era italiana ou árabe, mas estava fazendo um alarde sem tamanho (soube depois que com razão, já que a mãe dela havia morrido em seu parto, o que não é pouco trauma). Acompanhei o nascimento vizinho, planejando o *timing* certo do meu próprio escândalo (guardado para o *grand finale*, obviamente). Como fazia pouco tempo que estava ali, e achava que aquilo fosse se estender por um bom tempo, como é de praxe, fui aguardando, em silêncio. De repente, para completar sua falta de método, João nasceu meio sem avisar, e eu perdi a chance de exibir a minha planejada performance. Fui cumprimentada pela equipe médica, tanto pelo filho saudável como pelo meu "comportamento exemplar".

Assim foi que, quando engravidei do Mateus, vi aparecer minha segunda chance; desta vez eu não era marinheira de primeira viagem (pensando bem, em termos, porque passei as primeiras semanas da gravidez acariciando um lindo calombo que se destacava em minha barriga, certa de que era o Mateus, até o dr. Ayres esclarecer que se tratava de um grande mioma, que deve ter se sentido muito amado). Diferentemente da primeira vez, tive certeza do momento em que deveria ir para a maternidade (pelo rompimento da bolsa amniótica), o que fiz sem os atropelos anteriores. Embora esta segunda experiência também tenha sido normal e rápida, o trabalho de parto desenvolveu-se mais dentro dos conformes, com contrações ritmadas e regulares etc.

Retomei meus planos: eu iria seguir o manual, agora na presença do pai do bebê, além da platéia técnica. Tudo prosseguia normalmente, o esforço e a dor aumentando, eu ensaiada e pressentindo que meu momento chegara, quando de repente se constatou que o cordão umbilical estava envolvendo o pescoço do Mateus. Jogo rápido, o obstetra faz uma incisão extra em razão da emergência, e, quando tomei fôlego para dar meu grito de Tarzan — àquela altura totalmente justificável —, o dr. Ayres determina, enérgico: "Não grite agora". Mateus nasceu imediatamente, chorou, e então abriu-se a cortina da sala para que João e os demais da platéia familiar vissem seus primeiros momentos aqui neste mundão, como diria Guimarães Rosa. Recebo, mais uma vez, os calorosos parabéns pelo filho e por meu comportamento, eu era mesmo uma boa parideira. Como assim? Meu destino de parturiente é ser japonesa aspirante a árabe? Parece que sim. Como meu ciclo de filhos acontece de vinte em vinte anos, e o próximo ocorrerá quando eu tiver 63, suponho que nesta encarnação minhas chances tenham se esgotado. Fica para a próxima.

DE GALINHA CHOCA A VERME

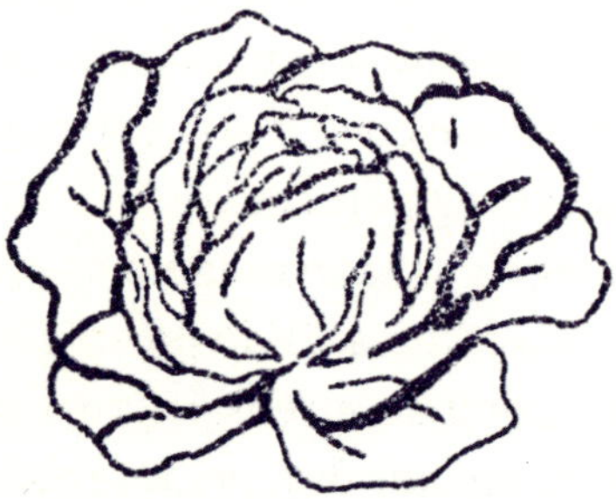

Puérperas (que palavra!) são, sim, seres enlouquecidos. A gente conhece bem o exemplo das mamães-bichos protegendo a ninhada e tenta ser diferente. Não somos. Eu me senti a própria galinha choca, dessas que saem cacarejando e bicando quem se aproxima do ninho (refiro-me à galinha, eu pessoalmente não cheguei a bicar).

O primeiro sintoma é a síndrome de micróbio. Algumas mães os enxergam por toda parte, como se tivessem microscópios acoplados o tempo todo aos olhos, numa espécie de transtorno obsessivo-compulsivo exclusivamente voltado ao bebê. Lembro-me de ter passado dias esterilizando e fervendo tudo quando o João nasceu, por pouco não pulei eu própria dentro do caldeirão. Também não queria que ninguém o tocasse, o que se contrapunha frontalmente à etiqueta então vigente, em particular entre as mulheres mais antigas, que se sentiam na obrigação de carregar o bebê e dizer que ele era lindo. Via-me na contingência de explicar às visitas que o João estava dormindo naquele momento, apesar do som de choro de bebê vindo do quarto. Felizmente essa mania de limpeza passa logo, e os bebês começam a se arrastar pelo chão e a comer o que vêem pela frente (João, por exemplo, tinha especial predileção por jornais).

Nessa fase inicial, eu tampouco tolerava qualquer barulho

em casa: parecia um teatro após o segundo sinal. Lembro-me de ter implicado até com o tilintar de talheres.

Um filho pode ainda nos fazer enfrentar nossas fobias de forma nua e crua. Comecei a ter medo de qualquer situação que me expusesse a risco, um pavor fora de critério, motivado pelos efeitos imaginários que minha ausência poderia provocar na vida do João. Num ataque de extrema onipotência, tinha a convicção visceral de que ninguém poderia cuidar dele como eu. Passei a ter medo de avião, da possibilidade de acidentes em geral, de todos os vilões que podem habitar o mundo, até dos Irmãos Metralha. Paradoxalmente, também me sentia aterrorizada com a possibilidade de não saber cuidar direito daquele ser pequeno e frágil. Em suma, achava todo mundo incompetente para a missão, a começar por mim mesma.

Esses medos fora de propósito combinavam-se com o sentimento de escravidão ao denso papel de mãe, em que predominavam perguntas tragicamente definitivas: nunca mais iria me sentir atraente de novo, como se o fato de ser mãe me confinasse à aparência eterna de uma anoréxica com seios enormes (há variações de feiúra pós-parto, a minha era pela magreza)? Nunca mais teria liberdade para fazer o que eu quisesse, sem restrição de horários? Pensava em coisas que nunca tivera vontade de fazer, mas e se eu tivesse vontade? Finalmente, não poderia correr risco de morrer (e há muitos riscos).

Não me conformava por não ter sido alertada de que passaria por esse maremoto emocional (como se essa experiência fosse generalizada...). Como as mulheres não passam esse conhecimento de geração para geração, com toda clareza, em vez de deixar suas companheiras enfrentarem uma situação assim, a sangue-frio? Como não se aprende isso na escola (que importância tem nessa hora saber que *no triângulo retângulo o quadrado da hipotenusa é igual à soma do quadrado dos catetos*)? Como as mulheres nunca se rebelaram contra essa situação? Pensando bem, no meu caso, pude presenciar as "aulas" de minha mãe com seus muitos filhos, vendo-a caminhar e cantar pela casa noites adentro, sempre com algum filho com a cabeça sobre seu ombro, na tentativa de fazê-lo dormir. Crianças chatas e exigentes, aliás, que mal aprendiam a falar e já solicitavam novas músicas de ninar, fazendo de minha mãe uma compositora das mais criativas. Mas, claro, minha arrogância me fazia imaginar que ela estava agindo de modo errado, comigo seria diferente. Não só as cenas se repetiram, como foram agravadas pela culpa de eu não enxergar em mim a paciência que vi em minha mãe.

Para piorar, há o cansaço físico pelas noites mal dormidas, por conta de um pequeno insaciável. A impressão que se tem é de que todos os bebês do mundo dormem, o nosso não (aliás, essa era a frase repetida pelo pai do João, sem explicitar, mas sugerindo que eu não estava administrando isso — e não estava mesmo). Obedecia a todos os palpites das mulheres "mais experientes", até o de colocar folhas de alface embaixo do travesseiro dele, e nada; o máximo que conseguia eram roupas de cama cheias de pedaços de alface pela manhã. As fotos não deixam dúvidas: estampam um filho rechonchudo, saudável e feliz, carregado por uma esquálida mãe com olheiras profundas.

No auge, quando eu ainda amamentava e o João já engatinhava, acabei por assumir mesmo minha porção "bicho": à noite eu fechava a porta do quarto dele, para que não escapasse da "jaula", e me deitava num colchão, com os seios disponíveis, de forma que ele circulasse livremente e pudesse mamar quando quisesse. A única solução nesta fase é ter a certeza de que ela passa e de que, estranhamente, ainda teremos saudades daquele bebê dominador. Mais ainda, podemos ser eternamente gratas ao tanto que esse período pode nos fazer crescer.

De fato, durante aqueles dias não me ocorria que eu estava vivendo um confronto com meus próprios fantasmas, no palco arranjado pela experiência aguda da maternidade. O melhor de meu aprendizado na vida tem vindo dessa escola, que liquidou boa parte da minha onipotência: a supermulher, acostumada a tomar decisões profissionais sem pestanejar, não conseguiu administrar um dos eventos mais corriqueiros que existem, a simples situação de tomar conta de um recém-nascido.

Encarar as limitações por meio de sucessivas trombadas dói, mas essa dor me levou à conclusão definitiva: sou limitada mesmo, não sou super-mulher; aliás, um bebê conseguia me dominar completamente. Em resumo, concluí que era um verme, no entanto, paradoxalmente, isso foi bom, achei-me no papel. Afinal, de um verme nada se espera. Melhor ainda, o próprio verme não deve ter expectativas sobre si próprio. Assim, pude baixar a guarda e conviver com uma auto-avaliação menos severa, com menos cobranças e ambições. Essa foi minha melhor conquista pessoal.

Não que alguma loucura não tenha sido esquecida pelos cantos, para reassumir seu papel na segunda prova de fogo, o Mateus. Lima, o pai, não sabe o risco que correu, poucos dias após o nascimento do filho, quando me disse: "Já que tudo está bem, amor, vou para um leilão de cavalos em Bauru, mas no máximo em três dias estarei de volta...". Ele teve sorte por eu não ter um machado à mão na hora e também por meus braços estarem ocupados carregando o Mateus. Acho que meu silêncio foi revelador: ele não foi ao leilão e passou a evitar acidentes que, como todos sabem, acontecem (e puérperas têm atenuantes em juízo). Mas, analisando a situação geral, acho que o quadro não se compara ao de vinte anos atrás. Hoje até consigo achar que numa eventual ausência minha — e sem cometer a demagogia de mentir que eu não faria falta —, meu filho menor estaria bem com o pai e o irmão, e ainda cercado de outras pessoas que lhe passariam a melhor experiência que pudessem. Algumas até mais enriquecedoras que as minhas.

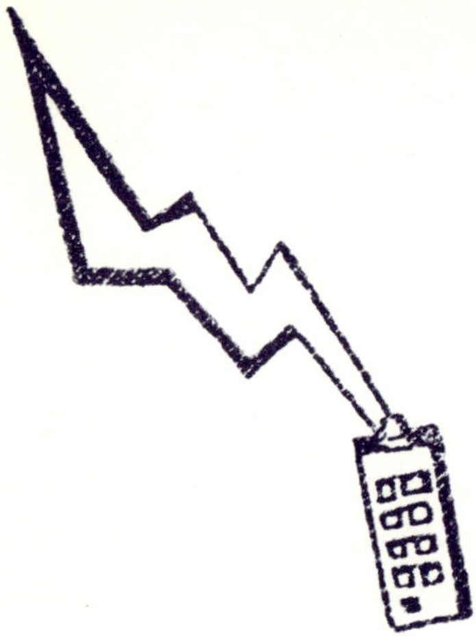

O PRÍNCIPE MODERNO

Mateus estava bem à vontade em sua primeira festinha de aniversário de coleguinha da classe, Júlia (a "*Zulinha*"), em meio aos pares, todos "estudantes" de dois anos de idade. Aliás, um pouco à vontade demais para o gosto de uma pobre mãe minimamente educada. Parecia estar em seu território, nenhuma timidez, tomando conta da casa, dos brinquedos, estabelecendo limites aos demais, algumas vezes de forma pouco civilizada. Senti-me na incômoda posição de *mãe-daquela-criança-elétrica* — isso para ser delicada comigo mesma.

Já pensava em me retirar com o pequeno inconveniente quando foi anunciada uma atração capaz de conter um pouco a energia do vulcãozinho: o teatro, que apresentaria *Branca de Neve e os Sete Anões*. Mateus viria a se apaixonar pela história e, como fazem todos os pequenos, pediria sua repetição incontáveis vezes, em todas demonstrando o envolvimento profundo no drama de vida e morte da princesa contra a bruxa má. O fato de conhecerem o desenlace não tira desses pequenos aprendizes o interesse pela história; ao contrário, eles precisam comprovar a todo instante que o final será mesmo feliz, que o príncipe despertará a heroína com um beijo, que a maldade será derrotada e todos serão felizes para sempre. Diante da avalanche de novas informações e incertezas que despenca de uma só vez na vida desses quase-bebês, nada como a repetição da promessa de um final feliz para apaziguar um pouco a ansiedade.

Voltando ao nosso prosaico evento, a encenação era uma interessante composição de duas atrizes, nos papéis de Branca de Neve e Madrasta/Bruxa, com marionetes manuseados pela Bruxa, que, num abuso de versatilidade, acumulava o papel de narradora. Completava o quadro um baú, espécie de "caixa de Pandora" de onde saíam seguidamente vestimentas, peças de cenário e personagens-marionetes, diante de dezenas de olhinhos arregalados e cheios de encantamento.

Nessa faixa etária as crianças não assimilam boa parte das regras básicas de convivência social: falam quando não devem, "roubam" partes do cenário, andam e se movimentam sem limites. No evento em questão, um mais afoito tentou se sentar no colo da Madrasta/Bruxa, para acompanhar bem de perto o desenrolar do enredo.

E assim seguia a encenação, com a paciência das atrizes e a total participação da platéia, quando enfim chegou o momento da cena mais chocante: a da mordida na maçã envenenada e a falsa-morte da Branca de Neve. Indiferentes ao desfecho que se aproximava, alguns continuavam a disputar pipocas e pirulitos, outros cutucavam a princesa, na esperança de que ela acordasse. Em meio a esse caos, Mateus apertava um objeto inexistente entre as mãos, apontando-o para a linda moça. Sem entender o que o distraía, observei-o alguns instantes para tentar desvendar o mistério. Rapidamente ele me mostrou a solução: "Vou ligar ela de novo, mamãe". Ainda desconhecedor do mágico efeito de um único e apaixonado beijo do Príncipe Encantado, era, pois, com um imaginário controle remoto que esse prático principezinho cibernético tentava despertar a donzela.

Felizmente, em pouco tempo ele se familiarizaria com o romantismo original, após algumas repetições caseiras do enredo. Como um autoritário e egocêntrico diretor de cena, de pronto incorporou o papel do Príncipe, que chega no cavalo branco — o braço da poltrona da sala de tevê — para despertar com um beijinho a Branca de Neve, papel que ele obviamente me concedeu, e ao qual me dedico como uma verdadeira Fernanda Montenegro, aproveitando enquanto ele não descobre princesas mais interessantes...

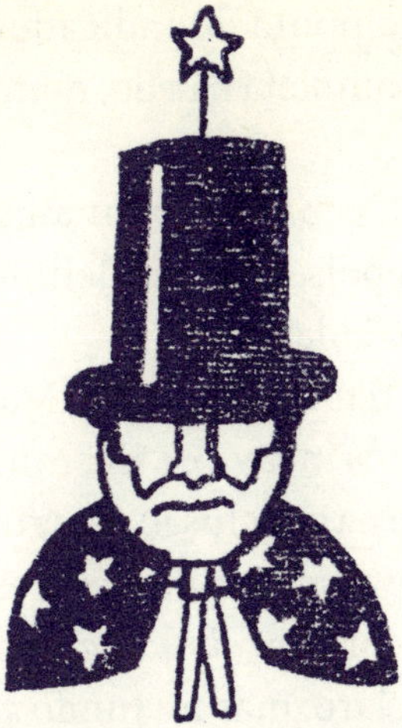

LULA, O MÁGICO

Mateus "conhece" Lula — aquele mesmo, o presidente da República — desde as eleições de 2002. Já naqueles dias ele identificava na tevê, em revistas e jornais o rosto contornado pela famosa barba e com a maior intimidade anunciava, confiante: "É o Lula".

A cada reconhecimento eu refletia sobre quem ele imaginava ser aquele personagem tão familiar. Raramente lhe chamava a atenção uma pessoa que não fosse animador de programa infantil, ou herói de desenho animado, ou ainda — preferência recente no cardápio da tela da tevê — o Mick Jagger, que Mateus não se cansa de ver e imitar, cavaquinho nos braços e chapéu improvisado, num velho clipe de *Satisfaction* em DVD. Também não se tratava de propaganda que sempre atrai crianças, como as de brinquedos, que ele quer que eu tire da tevê, como se tivesse o poder de materializar as imagens da tela.

Pois bem, eis que no Carnaval de 2003 recebemos como hóspedes amigos belgas, o Pierre e a Marie. Como bom geminiano, Mateus rapidamente se tornou íntimo de ambos, aprendeu os nomes (o *Pêérre* e a *Marrí*), subiu no colo. Pierre, em retribuição, inventou brincadeiras e entabulou animadas conversas com Mateus, cada um em seu dialeto (o português afrancesado de um e o tentativo do pequeno aprendiz). Num desses dias, Pierre recorreu à velha brincadeira do sumiço do dedo, que todos nós conhecemos da infância: numa das mãos a ponta do indicador fica escondida, enquanto com a outra se completa o dedo, numa ilusão de descolamento das partes.

Mateus acompanhou intrigado a cena se repetir algumas vezes, com os olhinhos arregalados. Depois, concluiu definitivo e alheio ao politicamente incorreto: "É o Lula!".

De alguma forma estava desfeito o mistério: para o Mateus, Lula era uma espécie de mágico, que brincava de ilusionismo com os espectadores da tevê. Pensando na conclusão, imaginei se essa não seria também a síntese do que afinal toda a nação estava esperando: um mágico que resolvesse com um *abracadabra* todos os nossos problemas — os sociais, é claro, mas no fundo até os mais escondidos nas sombras da alma, aqueles que de fato contam para mudar a vida de cada um, o que convenientemente misturamos no mesmo cipoal.

É próprio do ser humano desejar que uma mudança no plano social, como é uma sucessão presidencial, traga melhorias que impactem positivamente a vida de cada um. A expectativa é maximizada nas camadas mais carentes, e o foi especialmente no caso da eleição do presidente Lula – na percepção coletiva, alguém que entende a pobreza porque a viveu. Em tese, o "mágico da vez" é, neste caso, diferente dos anteriores. Esse prometido espetáculo de magia, portanto, pode ter dois finais diferentes: para o Mateus a missão já está cumprida, a mágica está feita, o aplauso é certo. Para os demais, que esperam outro tipo — bem mais complexo — de "prestidigitação social", o coelho da cartola demora a vir, para impaciência geral. Neste caso, o final feliz está bem longe de ser uma certeza.

PEQUENOS (BONS?) SELVAGENS

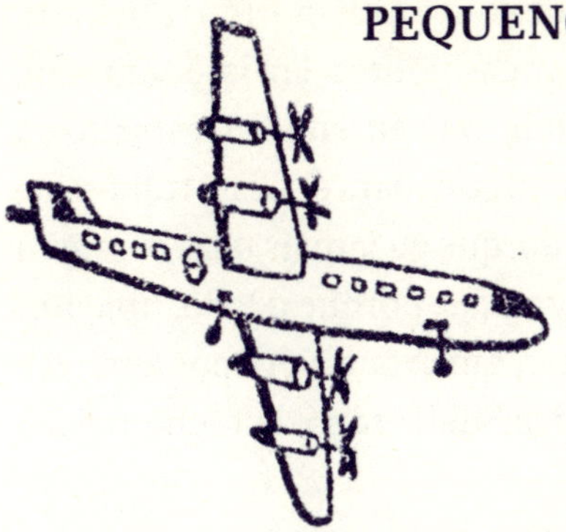

Temos uma visão romantizada sobre crianças, à la Rousseau, na medida inversa à faixa etária: quanto menores elas são, em tese, mais puras e inocentes se apresentam. A bem da verdade, nossos cândidos bebês, livres ainda dos freios da civilização, não passam de adoráveis seres egocêntricos e sádicos. Com o passar do tempo e com a inserção na cultura, nada resta à maioria a não ser ceder às amarras da vida social e refrear impulsos primitivos — já que não há mesmo opção além da descoberta individual (e muito frustrante!) de que não se é o centro do universo e, pior, de que há milhões de pessoas mais bonitas, mais inteligentes, mais ricas... Ainda bem que ao menos sobram as mães — para as quais o filho é sempre um ser único — garantindo a seus rebentos um mínimo de aplauso e exclusividade pela vida afora.

Para começar, o feto suga do corpo da mãe tudo de que ele precisa, todos os nutrientes para a sua formação, sem nem pedir licença (de resto dispensável, claro que podem se apossar de tudo; que mãe não deseja que seu filho se torne um verdadeiro Hércules já dentro da barriga?). Depois, ao nascer, cada bebê se julga o dono do mundo, e é mesmo: o universo materno é dele, o leite é feito só para ele, suas demandas são prontamente atendidas etc. A saga prossegue e cada um resiste como pode para se manter no terreno da possessividade extrema, na ânsia por não dividir, por reter o mundo para si. Aí já começam as saias-justas dos pais na tentativa de civilizar seus rebentos, apelando até para a culpa/fraternidade social, como o gesto cristão de convencer os filhos a doarem seus brinquedos velhos para crianças pobres. Fiz isso também, para não fugir à regra, mas o Mateus não entendeu o espírito da coisa: quando resolve me entregar algum para doação, trata-se de parte inútil de brinquedo quebrado, que eu jamais teria coragem de dar a alguém. Mas tenho esperanças, porque o João, hoje um jovem espontaneamente solidário, em criança era possessivo a ponto de entender que nossa amiga Sueli era só dele: chamava-a de "Minheli".

Ao contrário do que fantasiamos, a vida não começa amena, e muito cedo as crianças são obrigadas a se defrontar com sentimentos extremos de amor e ódio, sem que tenham aprendido a lidar com afetos tão complicados — muito menos com as formas socialmente aceitas de reação a eles. De início deve ser difícil entender por que não se pode morder o amigo na escola, se ele não quer ceder aquele cavalinho lindo... Quem inventou que é proibido empurrar a coleguinha e tomar dela o pirulito desejado? Pior, é um drama ter de dividir a mãe com aquele intrometido do pai, ou com os chatos dos irmãos. Só Freud explica como João, quando eventualmente dormia entre mim e o pai, conseguia sempre se aninhar em meu corpo e passar a noite chutando o "concorrente". Ou o Mateus, que tem de inventar casuísmos dignos dos mais criativos políticos para excluir o pai das brincadeiras ("Neste jogo não podem entrar homens adultos com pouco cabelo"). Como lidar com esse emaranhado de paixões, tanto mais se elas incluem um jogo complicado de amor e rejeição pelo pai-herói-concorrente? No caso das meninas, os sentimentos parecem apresentar-se de maneira mais confusa (a "concorrente" é a provedora-mor!). Não é à toa que elas amadurecem mais cedo: haja flexibilidade para acomodar emoções tão díspares.

Internamente a criança vive sob a lei da selva, um verdadeiro Velho Oeste, onde se pode matar (simbolicamente) diante do medo de morrer no abandono. Quando fiz minha primeira viagem a trabalho, com o João pequeno — e apesar de permanecer absolutamente paparicado por muitos familiares —, foi decerto o sentimento de abandono que o levou a me "matar", ao menos em sua "abstração", quando informou à vovó, de repente, que "o avião da mamãe caiu". Minha mãe quase morreu do coração ao confundir a frase com "premonição" ou algo do gênero. Quando cheguei, completou a "punição" ao me ignorar solenemente por alguns minutos, até me perdoar e pular nos meus braços.

Essas defesas emocionais são naturais, inocentes se as consideramos ainda não contaminadas pelo juízo coletivo. Mateus, por exemplo, não foi movido pela "maldade" no episódio que passo a relatar. Eu havia lhe mostrado um cacho lindo de sementes vermelhas de uma árvore. Ele gostou e respondeu que queria "comer as bolinhas". Expliquei-lhe que aquilo não era para ser comido e, para ser mais didática, acrescentei que deveria ser bem ardido, como pimenta (que ele já conhecia em tese, como algo ruim). Sem censura, ele resolveu a questão: "Então, vamos 'ipimentá' na boca da babá!".

Ao contrário do que imaginamos, nossos pequenos selvagens vivem, sim, dramas cotidianos para se civilizarem e se adequarem ao que convencionamos chamar comportamento social. Não por opção — quem não gostaria de continuar eternamente a ter seus desejos todos satisfeitos, sem frustrações, como no paraíso original da interação mãe-filho? Mais efetivo que o puro verniz, que apenas mune o indivíduo de boas maneiras padronizadas, não há dúvida de que o melhor aprendizado vem da convivência com a razoabilidade e a generosidade genuína dos pais em relação ao mundo. Mas a essa escola, infelizmente, nem todos têm acesso.

ERA UMA VEZ...

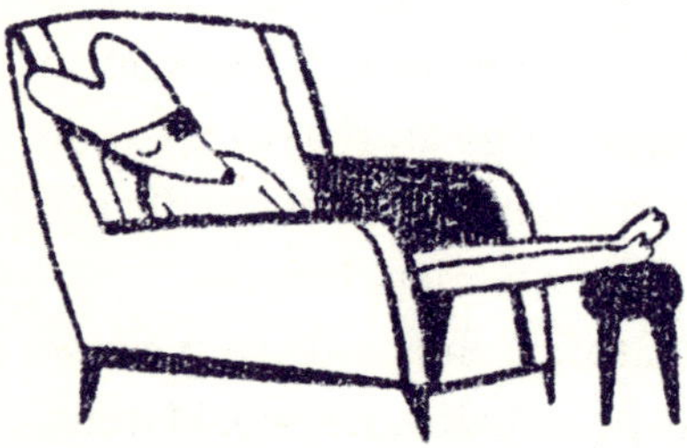

Era uma vez, digo, *é* uma vez um menino que gosta muito de histórias... e que possibilitou à sua mãe também descobrir esse encantamento.

Ao contrário da maioria, não está entre meus devaneios voltar à infância, à suposta leveza e inconseqüência característica dessa fase — e justamente porque comigo não foi assim. Por conta de minhas predisposições, que encontraram eco nos incentivos paternos, fui precocemente adulta e responsável, o que, é provável, significa que fui uma criança chata. Ainda pequena, discutia assuntos "de gente grande", incluindo o orçamento doméstico, com meu pai, que se derretia de orgulho. Por me achar adulta, eu me irritava se alguém me tratasse como criança, como o dentista, quando me pedia, como devia fazer com as crianças da minha idade, "para abrir a boquinha beeem grande".

Por não ser hábito numa casa de recém-migrados do campo, e também por falta de tempo e recursos, não ouvi histórias infantis ou contos de fadas em idade pré-escolar. Quando tomei contato com esses enredos clássicos, já por intermédio da leitura, fui diretamente à interpretação mais limitada, típica dos adultos, a partir do olhar superficial das seqüências que me pareciam insanas e assustadoras: pais desnaturados que abandonam seus filhos à própria sorte, como em *João e Maria*, ou uma madrasta tão má a ponto de mandar matar sua linda enteada, como em *Branca de Neve*. Que sentido teriam tais maluquices? Só crianças "muito infantis" seriam capazes de gostar desses livros simplórios, aterrorizantes e até inspiradores de maus exemplos.

Passei a me interessar por essas estranhas histórias após ser mãe, quando comecei a contá-las ao João. Mantive minha opinião original sobre o *non-sense* do enredo, mas, pensei com meus botões, no mínimo eu precisava entender a razão pela qual o meu filho, assim como as outras crianças, ouvia com atenção, olhos arregalados, boquiaberto, como que sugando cada palavra.

Vinte anos depois, voltando à carga com novas repetições, desta vez com o Mateus, confirmei que algum mistério há no encantamento, na estranha atração dos pequenos pelas tortuosas seqüências de *Os Três Porquinhos*, do *Peter Pan*, de *Chapeuzinho Vermelho*, de *Cinderela*, da *Bela Adormecida*, de *Rapunzel* e similares. No fundo parecem novelas mexicanas para crianças: quem é bom é bom, quem é mau é mau, sem a complexidade pouco didática do mundo real.

Finalmente, a curiosidade me fez ler *A psicanálise dos contos de fadas*, de Bruno Bettelheim. Imperdível, a análise soterrou de vez meus preconceitos. Esses enredos, cujas origens se perdem no tempo, e que, passados de geração a geração, são construídos pelo coletivo, no fundo espelham as grandes questões da alma universal infantil (têm o mesmo funcionamento dos mitos). Atendem a questionamentos internos profundos das crianças e contribuem para baixar sua ansiedade diante de toda a assustadora realidade que as cerca, ao elaborar, a partir de símbolos, os dramas do cotidiano: o amor, o ódio, a vingança, a sensação de impotência e inferioridade e, por fim, o grandioso final feliz, presente em todos os contos de fadas. Pelo menos no início da vida, precisamos nos alimentar da força na crença de que tudo vai dar certo...

Mateus já me prometeu que, assim como Aladin, vai descobrir tesouros e me dar um palácio de presente. Também sofre com o fato de não poder ser "o verdadeiro Peter Pan e voar". Quando gosta de um personagem, exige que ele esteja presente em qualquer enredo, fazendo os Irmãos Grimm se remexerem no túmulo. Uma das cenas mais recorrentes é a luta do príncipe com um dragão, enxertada artificialmente nas mais variadas tramas, que se tornam ainda mais fantásticas.

Seja em contos de fadas, seja em enredos modernos, Mateus vibra com as leituras, as ilustrações dos livros e a variedade de filmes hoje disponíveis para exibições caseiras. Não apenas acompanha o enredo, como quer a encenação, para a qual acumula os papéis de produtor, diretor, ator e o que mais houver. "Contrata" os demais atores, em geral após se apossar do principal papel masculino. Dependendo do dia, sou a Jane que tenta civilizar o Tarzan, ou Kiara, a impetuosa herdeira do Rei Leão, contracenando com Kovu, o jovem e corajoso leão convertido das hostes do mal.

A distribuição dos papéis é igualmente usada para premiação ou punição dos membros da família e agregados, dependendo, a cada momento, do comportamento de cada um e de sua posição no ranking afetivo do nosso Coppolazinho. A mim sempre é reservado o principal papel feminino ou o de melhor coadjuvante — ao menos na avaliação do "diretor" —, mesmo que masculino. Definitivamente sou a Wendy, a menina-moça que voa para a Terra do Nunca com o nosso pequeno Peter Pan. Já a situação do pai do Mateus é mais variada: como ele estava em viagem durante a distribuição dos papéis desse enredo, mereceu, em represália à ausência, ser Tic-Tac, o crocodilo que apavora o Capitão Gancho. Alguns dias após ter voltado para casa — portanto, sua "barra" estava mais limpa —, ele foi promovido para o principal papel de vilão: nada menos que o próprio Capitão Gancho.

A meritocracia ficou mais clara para o pai do diretor no caso de *Sinbad, a lenda dos sete mares* — como sempre, encarnado pelo próprio Mateus. De cara, a mim coube o óbvio papel de Marina, o alvo da paixão de Sinbad e também de seu melhor amigo, o nobre

Proteu. Ao pai coube a honra de ser Rato, o marujo mais interessante da equipe de Sinbad na visão de Mateus, sempre a pular dos mastros do navio pirata segurando facas com a boca. Ocorre que, atribuídas as funções, é preciso dar conta das responsabilidades. O Rato de carne e osso, ao contrário do da tela da tevê, estava morto de cansaço após um dia estafante, e cochilou nas primeiras cenas, apesar dos cutucões do diretor. Resultado: ao acordar, foi informado de que tinha sido destituído de seu papel original e agora era Marina. Eu, é claro, passei a ser Rato. Lima ficou ofendido de verdade, o que tornou tudo mais engraçado.

Sinto-me lisonjeada por poder, na minha idade e com suficiente autocrítica, encarnar a Branca de Neve. Sempre com os cabelos soltos, exige o diretor. No futuro, sei que vou sentir falta dessa liberdade para encarnar papéis, justificada hoje pela "necessidade" de interagir com meu filho. Assim, para fazê-lo bem — e aproveitar enquanto posso —, resolvi assumir: igual ao ator/diretor, que tem um armário de fantasias para suas interpretações, e a pedido dele, comprei a roupa do Robin. É ridículo, eu sei, mas não posso deixar meu pequeno Batman sem um parceiro em suas aventuras em defesa dos cidadãos pelas ruas perigosas de Gotham City.

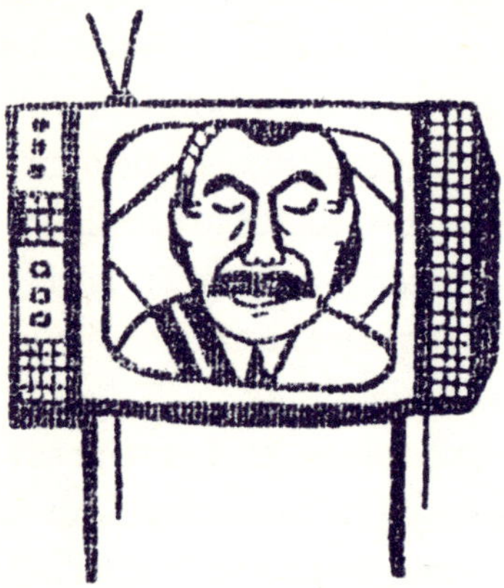

BANHO FEDERAL

Como todos os meninos, João não era o melhor amigo do banho e de seus complementos higiênicos, como a escovação de dentes, a limpeza de orelhas e outras "atrocidades" às quais a mãe-megera sempre o obrigava. É um mistério entender por que eles gostam tanto de água, de entrar em piscinas, de pular em poças d'água, de ensopar a casa toda em invencionices cotidianas, mas com relação ao banho, bem, esse pertence à categoria das torturas.

Além do horror à água do chuveiro, claro que a resistência também tinha sua graça, com o ritual de "perseguição" que se estabelecia em casa, com muito corre-corre atrás de uma presa, ao final capturada, morrendo de rir e suada, como que para realmente justificar a necessidade do banho.

(A mudança radical na opinião dos meninos sobre banhos só ocorre na adolescência, quando outra mulher — alguma "lambisgoiazinha" — desperta a atenção de nossos meninos. Daí a história se inverte: é difícil tirá-los do chuveiro, compenetrados que ficam em se mostrar da melhor forma possível à nova musa.)

Numa dessas noites, quando João tinha seus cinco ou seis anos, e estava em plena fase antibanho, ao chegar do trabalho não exatamente com a melhor das disposições físicas, comecei a caça ao filho com a finalidade de enjaulá-lo no boxe do chuveiro. João estava particularmente animado, corre daqui, escapa dali, entre gargalhadas sonoras. Ao fim da jornada, já comemorando a vitória com o pequeno esperneando entre meus braços, percebi que o dia seria diferente, que ele usaria não só seu vigor físico. Daquela vez, João resistiria também com palavras.

Aqui vale uma explicação: João começou a falar cedo e ainda pequeno era forte em argumentação persistente, o que alguns até hoje chamam de teimosia. Era do tipo que não se dava por vencido (trata-se de um efeito perverso da democracia caseira, que permite a esses pequenos sedutores engambelarem seus pobres pais, vencidos pelo cansaço). Além disso, estranhamente ele se interessava por política, acompanhava debates pela tevê, propaganda eleitoral e outros programas de índio do gênero.

E foi com esse "lastro" que ele — voltando ao nosso prosaico episódio caseiro —, após sustentar um diálogo que já julgava quase perdido em prol do perdão do banho naquela noite, lançou a surpreendente cartada final. Numa chamada para "conversa de gente grande", e na linguagem dele, João me perguntou se eu não havia acompanhado o pronunciamento que o então presidente da República, José Sarney, havia feito naquela tarde pela tevê em cadeia nacional. Claro que não, eu trabalho nesse horário, respondi. Pois bem, acreditem se quiser (provavelmente você que me lê também devia estar ocupado naquela tarde): o presidente havia falado a toda a nação, preocupadíssimo, e com alerta especial aos pais, para que, "EM HIPÓTESE ALGUMA, deixassem seus filhos tomar banho naquele dia, já que uma doença muito estranha estava se espalhando pela água".

Olhei para ele, em silêncio, por alguns instantes, imaginando o bigodudo presidente em seu estranho pronunciamento, até me convencer de que se tratava de uma das melhores lorotas que eu ouvira nos últimos tempos. Ele foi para o banho, pobre criança incompreendida e correndo o risco de contrair uma doença grave.

Hoje, passados tantos anos e maleabilizada pela vida, com certeza eu teria perdoado aquele banho, no mínimo como prêmio à criatividade. Mas sei que agora é tarde para esse abono, já que não é mais minha tirania que o subjuga no que se refere à boa aparência.

HISTORINHA DO BRASIL

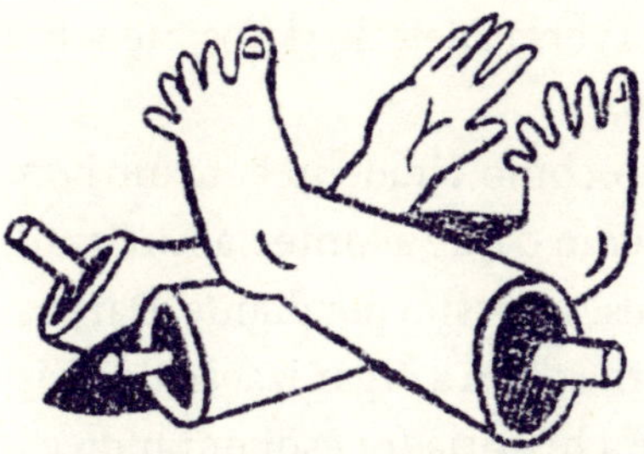

João tinha seus cinco anos e gostava muito de ir à escola, o que me fez, mãe de primeira viagem, acreditar que isso duraria para sempre — mas essa é outra história.

Eu tinha real interesse pelo que acontecia lá, e ele me relatava tudo, tintim por tintim, diariamente. Era tal a ânsia no relato que não se continha nem quando a recomendação das professoras era por segredo. Quando preparava na escola a tradicional surpresa do Dia das Mães, por exemplo, para o João era sempre um sofrimento. Ele me rondava sem graça para anunciar que sabia de algo que não podia me contar. Eu concordava, resignada, mas o João insistia que de fato não poderia me revelar nada, "mesmo que você queira muito". De novo eu me conformava, mas ele voltava à carga, para enfim "concordar" — consigo próprio — que, afinal, eu poderia manter segredo e não haveria mal em revelar a novidade antes.

Uma de suas maiores empolgações na escola era com as aulas de história do Brasil, embora eu tenha a impressão de que na cabeça dele os enredos históricos pertenciam à mesma categoria de Peter Pan.

Num desses dias, no mês de abril, João voltou da escola particularmente excitado. Devia ter sido uma aula muito especial. Em resposta à minha consulta diária de como havia sido o dia, ele demonstrou evidente entusiasmo e ao mesmo tempo algum cuidado, como se estivesse pensando se deveria ou não me contar algo. Mas, como sempre, não resistiu e disparou a falar que a aula havia sido sobre história, "e das boas". Era sobre um dentista chamado Tiradentes. João perguntou se eu o conhecia e se realmente gostaria que ele contasse. Claro que sim, respondi (ele não sabia como era sempre delicioso ouvir a versão dele dos fatos, até sobre o enredo mais repetido do mundo).

Pois bem, João iniciou o relato: como Tiradentes era um bom homem, como não concordava com o que acontecia no Brasil, como atuavam os vilões portugueses, e assim por diante. Daí passou para os capítulos intermediários, com a organização da resistência com o grupo de amigos, e a história foi esquentando e o entusiasmo dele aumentando.

Por fim, entramos na fase final da novela, e ele se mostrou mais preocupado e tateante, como se quisesse testar se eu queria mesmo ouvir o relato até o fim. Quando nos aproximávamos do desfecho, João me alertou, cauteloso: "Você quer mesmo saber de tudo? O final é um pouquinho triste". Respondo que sim, que estava preparada. Ele então arrematou, sem piedade: "Fizeram pi-ca-di-nho do Tiradentes!".

Eu não podia rir em tal situação, evidentemente, por mais hilária que ela fosse. Mas o curioso é que, apesar do desfecho tragicômico, a vontade nem era de rir. O que ficou naquele momento foi um misto de curiosidade e enternecimento pelo cuidado que ele, um menino de cinco anos, teve ao contar o final tão "chocante" à mãe, em tese uma pessoa adulta e preparada, que o socorria sempre nas dificuldades. E esse momento me deu uma certeza nunca desmentida, diferente daquela sobre seu gosto supostamente eterno pelas aulas: a de que ele seria uma pessoa generosa e sempre preocupada com o próximo. Se fosse possível ter algum mérito na criação de filhos — e tenho sérias dúvidas sobre isso —, certamente esse seria meu maior orgulho.

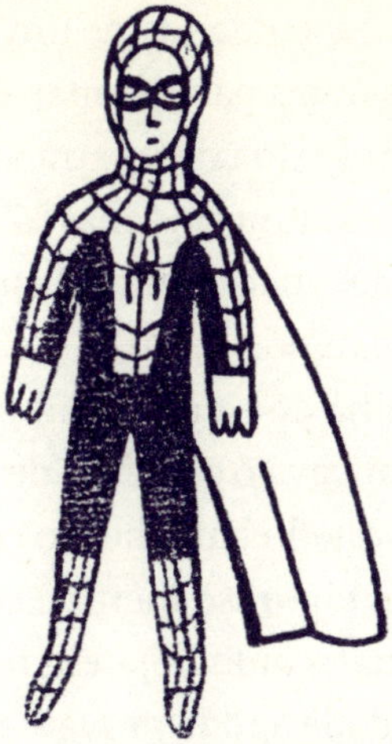

DUPLA JORNADA

Não me considero *workaholick*, apenas focada no trabalho. A circunstância de eu ter dado as últimas orientações à minha equipe pelo celular na sala de parto, ou o fato de meu quarto na maternidade ter ficado enfeitado também com flores da concorrência não provam nada. Por isso não entendo os vários amigos, engraçadinhos, que me enviaram o texto "Mamãe executiva" em que o ótimo Luis Fernando Verissimo inventa um diálogo impagável entre uma mãe executiva e seu pobre filho, no qual ele tenta convencê-la a acampar. As menores gafes dela são o esquecimento do nome e da idade de seu rebento.

João e Mateus (viu como eu sei o nome dos meus?) não podem se queixar como o garoto da crônica, mas sempre souberam, desde a barriga — quando andavam comigo de um lado para o outro —, que de tédio eu não morro. Aliás, se, como acreditam alguns mais chegados às teorias metafísicas da reencarnação, são os filhos que escolhem os pais, então eles não têm mesmo do que reclamar, porque já sabiam antes como seria. Trabalhei, nos dois casos, até o último dia útil antes do parto, sem problemas. E após os nascimentos, nos intervalos de minhas obrigações de puérpera, que espero ter cumprido à risca, também não resisti ao trabalho externo, criando confusões de bom tamanho.

No caso do João, marinheira de primeira viagem, planejei todo o período que ficaria "à toa" em casa, cuidando de um bebê tranqüilo que acordaria de três em três horas para mamar, de tal forma que faria muitos trabalhos do programa de mestrado que eu então cursava. Esse "planejamento" resultou em cenas hilárias — se estivessem acontecendo num filme, e não comigo. Lembro-me das vezes em que, prazo de entrega batendo à porta, eu datilografava (sim, naquele tempo era máquina de escrever mesmo) o texto com a mão direita, enquanto balançava o carrinho de bebê com um pé e chacoalhava algum brinquedo barulhento com a mão esquerda. Tudo isso ao som de um vigoroso menino esperneando e aos berros, querendo colo. Analisando hoje, em retrospectiva, os temas eram de uma inutilidade a toda prova — algo como a comparação das versões em português e espanhol de capítulos de *O capital*, de Karl Marx —, mas não era o que eu achava na época e me sentia envergonhadíssima ao entregar trabalhos com qualidade aquém do que minha autocrítica suportava.

Com o Mateus, já com mais estrutura (leia-se babá desde o início) e com a "ajuda" do meu chefe, pude fazer uma transição interessante, de modo a manter contato com a empresa, como um dependente que não pode abandonar de repente seu vício. Tive um escritório montado em casa com comunicação perfeita por meio de internet, fax e telefone, e continuei em ritmo meia boca, mas ainda assim a ponto de irritar minha equipe, que contava com uma trégua ansiosamente aguardada. Lembro-me em particular de um *conference-call* — essa mania empresarial de reunião por telefone — com amamentação simultânea. Bebês em geral querem exclusividade nesse momento solene, e protestam se as mães fazem algo além de lhes oferecer o leite e olhá-los, embevecidas. Claro, Mateus começou a reclamar por causa da divisão de atenção e do barulho, e eu a embalá-lo com vigor cada vez maior para conter a reação. Ele deve ter se calado por pura impossibilidade de gritar, ou então para ver se freava meu ímpeto de montanha-russa viva. Mateus também freqüentou reuniões no escritório, de modo que parte de seu futuro estágio já foi cumprida.

Agora falando sério, evidentemente os filhos têm razão quando reclamam por mais tempo dos pais. A contabilidade emocional é implacável: ou se registram presença e interação no ativo, ou a ausência vai para o passivo, sem nota explicativa que resolva (de nada adianta a resposta padrão: "O papai saiu para ganhar dindim..."). Do ponto de vista da satisfação dos desejos, talvez fosse preferível quando, ainda na comunidade rural, a família vivia junta o tempo todo, com os filhos brincando de trabalhar e já aprendendo a ser adultos, convivendo com os pais e provavelmente cobrando muito menos a presença deles — afinal, se tratava de um bem disponível. Inventamos a tese moderna de "qualidade do tempo" que os pais passam com os filhos para nos justificarmos perante nós mesmos, para não morrer de culpa. Mas é óbvio que não é o ideal, ainda que contemos com babás e professoras maravilhosas. Por outro lado, trata-se quase que de um imperativo, ou seja, não temos a opção de voltar no tempo. É muito difícil fugir dos condicionamentos que nos impelem a trabalhar muito, criar expectativas e padrões de vida que, com o tempo, são absorvidos como desejáveis pelos filhos. Foi sintomático o que João me disse um dia, na volta da pré-escola. Ele estava encantado com um novo amigo recém-chegado no meio do semestre letivo. Contou-me o nome, como era, do que gostava, os brinquedos que tinha. E reservou para o fim a adivinhação mais importante: "Você não sabe o que a mãe dele é!". Pensei em várias hipóteses, professora universitária como eu na época, presidente de alguma empresa, talvez vereadora. Nada disso, eu não consegui matar a charada. Satisfeito com a minha incompetência, João arrematou, com o olhar perdido de admiração e inveja do amigo: "Ela é dona-de-casa".

Bingo! O que poderia haver de melhor e mais importante na ótica de um filho do que esse "cargo", que lhe permite desfrutar da presença da mãe? Que relevância tem ser importante numa hierarquia externa que não lhe diz respeito? Só mais tarde as crianças são cooptadas para o valor de uma codificação social que classifica as pessoas pelo cartão de visitas, não pelo peso que elas têm na escala de valores emocionais da família.

Para me mostrar, de forma indireta, que eu própria deveria cuidar dele, Mateus me informou que o Homem-Aranha não tem babá, portanto ele também não deveria ter. E diante da cara de decepção da babá — apesar de ser louco por ela —, consolou-a: "Eu acho outra criança pra você cuidar...". Para o pai, sempre às voltas com viagens de trabalho, foi direto: "Papai, onde você mora?" E ainda abusa da chantagem comigo, anunciando logo cedo, antes do bom-dia: "Hoje não vou trabalhar (?) só para ficar com você. Você não vai trabalhar para ficar comigo?". Quem agüenta isso? Saio, é verdade, mas sob o enorme peso da culpa, embora saiba que, mal eu viro as costas, ele se entretém com mil e uma brincadeiras, com a escola etc.

Fora isso, sei que eu seria insuportável se ficasse em casa o tempo todo, treinada que fui para lidar com a diversidade de assuntos. Em pouco tempo instituiria sistemas de controle de estoques na despensa, planilhas de consumo de produtos, catalogação de brinquedos, talvez catraca eletrônica nas portas e outras barbaridades. Assim, consolo-me concluindo que, se eu decidisse deixar tudo para virar "do lar", como querem meus filhos, rapidamente me transformaria numa insuportável "administradora caseira", e logo seria "demitida" do cargo de mãe, por justíssima causa.

AVÓS

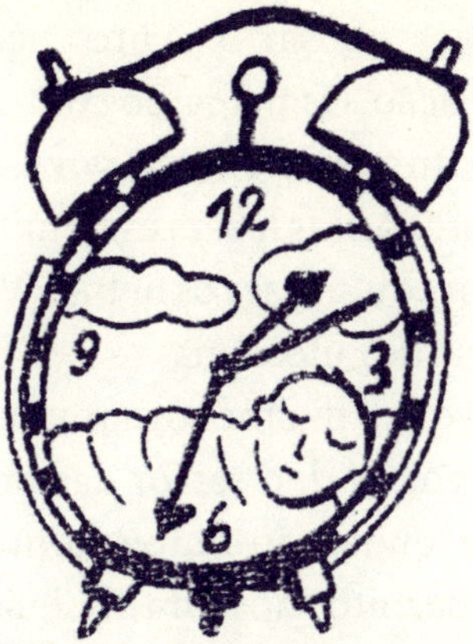

Sabemos que avós são mesmo uma perdição. Mimam, paparicam, deixam os netos fazerem de tudo e mais um pouco — aliás, tudo o que nós, pobres filhos deles, não pudemos fazer. Com minha mãe a mudança no tratamento nem foi tão grande, pela interseção entre os últimos filhos e os primeiros netos, e também porque ela é, e sempre foi, um exemplo inimitável de paciência. O mundo caindo, oito filhos em casa fazendo confusão, com o agravante de seis deles serem homens, e ela *zen*, quase uma autista em meio à batalha de Waterloo.

Com o João minha mãe foi um caso à parte, a ponto de o prato preferido dele, um macarrão com molho aguado, ser receita criada especialmente para o neto, até hoje uma lembrança do cheiro de infância. Justo ela, uma reconhecidamente desastrada cozinheira, como eu, sua fiel discípula nesse particular. A avó cuidava do João durante minhas viagens profissionais, mesmo depois de ter criado tantos filhos, todos igualmente ruins de sono. Na volta, eu percebia que minha mãe o tinha atendido até mesmo nos pedidos de não tomar banho. Eu entregava um filho mais ou menos em ordem e recebia de volta uma espécie de Frodo, o personagem principal de *O senhor dos anéis*, que no filme aparece com cabelos desgrenhados de anteontem e com unhas de contornos verdes-musgo.

Com meu pai a mudança foi total. Ao longo dos muitos anos em que criou os próprios filhos houve flexibilizações, é claro, mas nada comparável à guinada que ele deu quando chegaram os netos. Nós, os filhos, jamais podíamos "abusar", sua presença era um determinante de certo tipo de ação. Os netos, ao contrário, não mudam seu comportamento natural na frente do vovô. E ele agora também acha normal o que as crianças fazem e falam, "é da idade". Mais que isso, quem diria, tornou-se para os netos o Vovô-Chocolate, com o carro sempre cheio de guloseimas.

Não posso reclamar, sei que, se um dia me tornar vovó — Deus queira que sim — serei impossível, o terror das noras. Entendi isso por conta de uma "peça" que o João tentou me pregar, sem sucesso. Ele tinha por volta de dezoito anos. Um dia, quando cheguei do trabalho, abri a porta de casa e ela bateu em algo resistente. Era um carrinho de bebê, e dentro dele um menino lindo, de uns sete meses. João estava teatralmente encostado numa parede do hall, ao lado do carrinho. Com cara séria e voz impostada me disse: "Mãe, precisamos ter uma conversa". É impressionante como nossa imaginação é ágil em montar enredos completos em questão de segundos. Era óbvio, o João havia descoberto que tinha um filho, O MEU NETO. Joguei a bolsa para um lado, a pasta para o outro, e tomei o bebê nos braços com o coração batendo mais e mais feliz que bateria nota 10 de escola de samba. Claro, talvez houvesse uma parte de mim, sufocada pela euforia, recomendando que eu repreendesse o João pela irresponsabilidade: como se tem um filho assim, sem pensar e, pior, sem saber? Mas naquele momento o manual de conduta com filhos ficou em segundo plano; importante era aquele ser adorável e gorducho que eu tentava não apertar. Já começava a analisar nele os traços de fisionomia, sim era mesmo um Brito.

João apressou-se em desmentir o que ele nem havia dito, antes que fosse tarde (obviamente a brincadeira não havia dado certo). Não era o que eu estava pensando, o bebê não era dele, mas de uma amiga adolescente e bicho-grilo (termo já fora de moda na ocasião, mas não conheço outro melhor). Ela havia sumido com o namorado por uns tempos e reaparecido agora, avulsa e com um filho. Certo, o menino não era meu neto, confesso que fiquei um pouco frustrada, mas continuava a ser um bebê rechonchudo e fofo. Não consegui me desligar dele, sobretudo por estar, naquele momento, aos cuidados daqueles dois irresponsáveis. Para começar, flagrei João e a amiga fumando ao lado da criança. Inaceitável, confisquei-o (o bebê, não o cigarro).

Mas o melhor estava por vir. João estava numa fase difícil de administrar, eu me irritava todos os dias pela manhã, na tentativa de acordá-lo para ir à escola, e ele invariavelmente saía atrasado. Na manhã seguinte ao meu encontro com meu quase-neto, levantei-me lá pelas seis horas e me dirigi ao quarto de João para a batalha do despertar, já me preparando para perder o bom humor. Ele não estava, e ouvi vozes vindas da sala de tevê. A cena era ótima. A "família" — João, a amiga e o bebê — havia dormido em colchões estendidos pelo chão. O bebê estava acordado e reclamava por cuidados. A mãe empurrava o filho para o "pai", ponderando no linguajar da tribo: "Pô, cara, fica com ele um pouco, eu tô com sono". E ele devolvia: "Eu também tô, cara (?)". Mais dois lances do empurra-empurra e João informa: "Tenho que ir pra escola, cara". Foi a primeira vez em meses que ele chegaria a tempo para a primeira aula. Peguei o pobre bebê, troquei sua fralda, dei-lhe mamadeira, brinquei com ele. Depois, bati um papo-cabeça com a mãe, enfim acordada para o café-da-manhã.

Ao fim desse dia, na volta para casa, confesso que esperava ver de novo o pequeno. Ele não estava mais, nem a mãe. João me disse que tinham seguido caminho. Ponderei que, se eles quisessem ficar por uns dias, por mim tudo bem (além de ter me afeiçoado ao bebê, ele era um bom despertador...). João me disse que não era necessário, sem mais explicações. No fundo sua rápida experiência de "pai" havia sido estressante. Tudo voltou ao normal, retomamos o ritual matinal da briga do despertar.

Para mim ficou claro que vou, sim, estragar meus netos. Aí está o Mateus, meu filho-neto, para começar a confirmar.

FASES

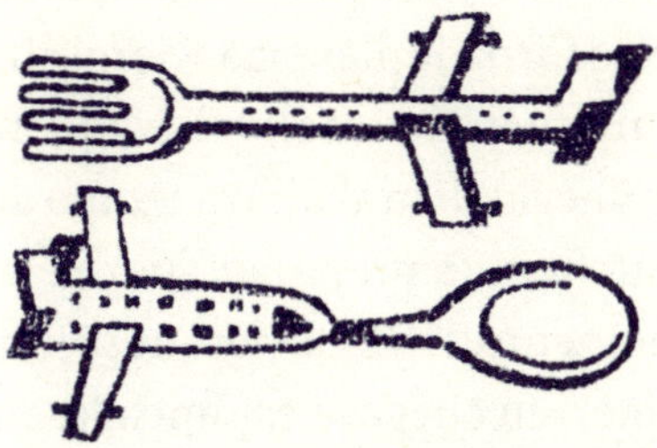

É fácil ser engenheira de obra feita, mas às vezes acho surpreendente que só no século XIX, com a genialidade de Freud, tenha sido possível teorizar e sistematizar as fases de desenvolvimento biopsicológico vividas desde o nascimento. Qualquer mãe de primeira viagem, se prestar atenção, percebe essas dinâmicas, principalmente as iniciais, quando ela só tem olhos para o filho, a atenção é quase que exclusiva. É visível, por exemplo, que o bebê recém-nascido não passa de uma boca com complementos. A boca é sua fonte de prazer e sua forma de comunicação e interação com o mundo. Não é à toa que muitas crianças desenvolvem, com o ato de comer (ou de recusar-se a), uma maneira eficiente de dominar a mãe, ou de estabelecer uma relação particular com ela — ainda que conflituosa. Quando se recusa a comer o que a mãe considera necessário (muitas vezes um evidente exagero mesmo para um adulto), o filho provoca preocupação e recebe dela toda a atenção (o "ritual dos aviõezinhos", por exemplo).

Em casa, esse nunca foi um ponto particularmente sensível. João, em sua primeira mamada, sugou meu peito com fúria e colou nele como um desentupidor de pia, de tal forma que tive de chamar a enfermeira para desgrudá-lo (eu ainda não conhecia o truque de enganá-lo oferecendo-lhe no canto da boca um dedo, como um falso mamilo). Ele tinha paixão ardente pela mamada, e me fazia de chupeta viva, de modo que nunca aceitou mamadeiras ou chupetas de plástico, às quais reagia com evidente asco. Mateus diz até "se lembrar" de quando mamava, e me fez sentir a própria "McMãe" quando afirmou que "de um seio saía leitinho, do outro suquinho de uva...".

As experiências com as papinhas também possibilitariam ao João um aprendizado definitivo. Não foi nada planejado de minha parte, mas acabou se tornando um método infalível. Naquela época, eu podia me dar ao luxo de chegar do trabalho a tempo de lhe dar pessoalmente a sopinha do jantar, preparado por Zefa, nossa eficiente auxiliar. Era um momento delicado porque se juntava a fome com a vontade de comer: eu chegava esfomeada, e o cheirinho da sopa era irresistível. Nas primeiras vezes, João fez algum "doce". Eu não resistia, começava por provar e acabava tomando toda a sopa dele. Foi muito didático: em pouco tempo, pela ameaça de ficar sem nada, ele aprendeu a papar tudinho bem rápido... Sempre atribuí minha relativa facilidade de não cair na armadilha do "jogo da comida" (minhas armadilhas são outras) à forma como minha mãe encarava a questão. Assoberbada com oito monstrinhos em casa, não me lembro de ela ter insistido um dia sequer para que qualquer de nós comesse. Ela punha a comida na mesa — e não era a produção de nenhum Troisgros —, e pronto. Cada um podia se servir (ou não) à sua escolha. E todos comiam.

Outra fase inesquecível para as mães é a anal (menos marcante para os pais, que fogem como o Super-Homem da kriptonita à simples visão dos inofensivos e aguados materiais verde-amarelados dos recém-nascidos). Assim como mulher e futebol para os homens, para as mães isso é assunto, bem como as soluções naturais para o funcionamento perfeito dos organismos dos filhos (mamão, ameixas etc). Mateus começou a se "comunicar" por esse meio a partir dos três meses. Percebi que ele só fazia cocô se eu lhe tirasse a fralda e o incentivasse com massagens ou palavras. Nunca mais ele obrou em fraldas. Mais recentemente, após os dois anos, passou a me presentear com suas obras. Não permite que Graça, a paciente babá, aperte a descarga enquanto ele não me mostra a sua "produção", e ainda tece elogios a ela ("não parece um formigueiro? É pra você!"). Estou certa de que não há nesse gesto nenhuma intenção de debochar ou de me chocar, é carinho mesmo.

Por volta dos cinco ou seis anos o assunto das "porquices" se transforma em mania dos garotos. Vivem inventando brincadeiras nojentas, para horror das mães, e riem até chorar. Lembro-me de, ao reparar nesse interesse do João, ter aproveitado a fase para lhe ensinar rudimentos de matemática e português, numa espécie de método Paulo Freire escatológico. Assim, era fácil ele aprender contas se o problema fosse adequadamente apresentado, como neste exemplo: "João soltou um pum; seu amigo Vinas soltou dois puns. Quantos puns eles soltaram?". Foi um sucesso. O João achava isso muito engraçado e aprovava a "escola". Não achei conveniente, no entanto, apresentar o método a terceiros, certa de que não seria bem aceita. Mas foi o próprio João quem, seguindo a linha, me deu uma grande lição. Certa noite, eu estava entristecida por alguma razão da qual nem me lembro mais (prova de que era irrelevante), João brincava ao meu lado, num daqueles intermináveis diálogos que os meninos inventam entre super-heróis de brinquedo, quando se ouviu um pum. Eu reclamei, meio sem prestar atenção, mais como forma de ensinar-lhe as regras dos adultos. Ele se virou e me disse, profundo, mas sorrindo zombeteiro: "Você não diz sempre que me ama? Quem ama gosta de tudo na pessoa, o que ela tem de bom e o ruim também". Podia ser uma irrelevância no dia-a-dia, mas naquela ocasião isso me fez amá-lo ainda mais, com pum e tudo.

CIÚMES

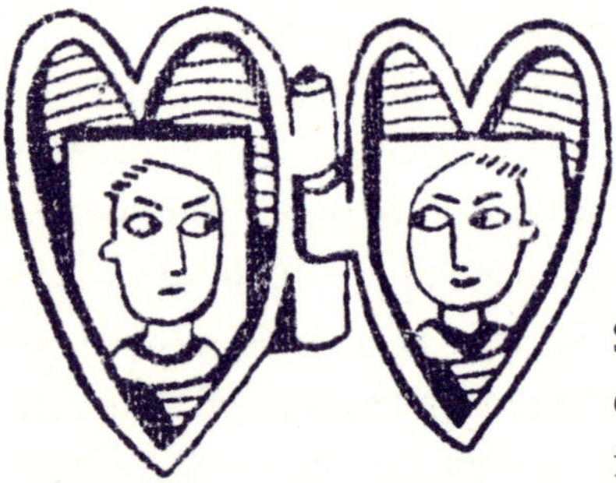

Sou a filha preferida de meu pai, e não há problema em escrever isso porque todo mundo sabe — menos ele, que vai negar até debaixo d'água. Claro que isso é bom, mas também não dá para ignorar que há ônus. Primeiro, a própria necessidade de corresponder às expectativas dele, a fim de não decepcioná-lo e manter a preferência. Isso dá trabalho para uma criança, e sem dúvida contribuiu para me fazer precocemente muito responsável, e é por essa razão que prefiro a sensação de leveza e autodeboche a que consegui chegar com a maturidade, depois que compreendi — muito por conta da maternidade — que não sou nem sombra do que imaginava ser, portanto não tenho mais a obrigação de ser melhor que a média, e tampouco preciso me levar tão a sério.

Outro ônus é a "popularidade" entre os pares, que na infância são os irmãos. Felizmente havia um diferencial — o fato de eu ser uma menina entre tantos homens — que de certa forma justificava o tratamento especial. Mas é claro que eu estava sempre na berlinda dos ciúmes e da raiva, o que é muito normal e compreensível em tais circunstâncias. Se meus irmãos não fossem especiais, e se eu também não tivesse feito a minha parte, inclusive sempre intercedendo por eles junto a meu pai, decerto eu teria virado saco de pancadas deles — e com toda razão. Em suma, a sensação obviamente boa de ser a preferida era em parte anulada pela culpa de imaginar que meus irmãos poderiam estar sofrendo ao se sentirem patinhos feios.

Com esse histórico, e tendo me dado conta de como esse fator causa impacto na vida dos filhos — de todos, do preferido e dos demais —, sempre tive verdadeira obsessão por ao menos tentar ser imparcial com os meus, se tivesse mais de um. João me pedia irmãos na infância, na verdade "uma irmã mais velha (?)". Acabei tendo o segundo filho vinte anos após o primeiro, o que faz toda a diferença, mas sempre pensei no assunto, com preocupações do tipo "será que vou conseguir gostar de outro filho tanto quanto gosto do João? Se não conseguir, será ao que menos saberei disfarçar, como minha mãe sabe fazer?". Com efeito, até hoje nós, irmãos já marmanjos, nos divertimos em tentar adivinhar qual a preferência dela. Tenho certeza (e os demais também) de que não sou eu, mas temos sempre uns três candidatos sobre os quais discutir.

Quando o Mateus chegou, João me avisou que não teria ciúmes, mas só porque o irmão era muito mais novo; se a diferença fosse menor, ele se sentiria no direito de manifestar sua contrariedade. Ele cumpre o prometido, ou ao menos finge bem, embora haja certas "coincidências" que me fazem pensar. Uma delas foi quando ele conseguiu perder todos os documentos em Barcelona, às vésperas de sua viagem de volta ao Brasil. Fiquei enlouquecida com as providências para ajudá-lo a resolver o problema, a distância, e só no fim do dia me dei conta de que era... aniversário do Mateus. De minha parte, a preocupação com o tratamento isonômico também se revelou uma piada: apaixonei-me imediatamente pelo Mateus, num sentimento só comparável ao que sinto pelo João.

Já sobre o Mateus não se pode dizer o mesmo — e não dá para exigir mais de um quase-bebê. Mal entendeu essa história de ter um concorrente pelo amor da mãe e começou a se manifestar com veemência. De cara, simplesmente proibia o João de me chamar de mãe, a mãe era só dele. Expulsava-o sempre que estava ao meu lado. Hoje, quase aos três anos, já evoluiu para entender que não há jeito mesmo, ele tem um irmão — e em alguns momentos Mateus se trai ao admitir que adora o Dedé, o apelido que inventou para o irmão. Mas apronta cenas impagáveis. Às vezes ele abre um lindo pingente do qual não me desgrudo, um coração que esconde duas fotos, obviamente a dele e a do João. O Mateus sempre faz isso na presença do Dedé, se não que graça haveria? Então ele observa as duas imagens e conclui, em alto e bom som: "Este sou eu pequeno, este sou eu grande. Não tem Dedé nenhum aqui". E ainda aumenta sua idade para ser maior do que o Dedé; ele diz ter quatro anos, e o Dedé só um. Também me encosta na parede ao questionar por que não está em algumas fotos da família, ou quando me cobrou a razão de o Dedé ter uma cama grande (de casal) e ele, uma pequena (de solteiro). Como explicar que o Dedé só ganhou a tal cama após os vinte anos e que é um pouco ridículo (para não dizer sem função) ele ter, aos três anos, uma cama para duas pessoas?

Apesar da simbologia de Caim e Abel, e de tantos exemplos cotidianos de desarmonia, sempre achei — e continuo achando — que ter muitos irmãos é a melhor coisa do mundo, tanto que planejei ter quatro filhos, projeto que as circunstâncias (e algum juízo) me impediram de levar avante. É muito gratificante poder ensaiar a vida com parceiros do dia-a-dia, treinando a competição, as perdas, as frustrações e, por outro lado, experimentando a cumplicidade única quando se trata de esconder algo dos "superiores". Pensei muito nisso na infância do João, no quanto seria bom para ele ter irmãos. Mas não se pode ter filhos só — ou principalmente — tendo esse argumento como justificativa. Nunca me perdoaria se repetisse a experiência da maternidade sem todo o desejo que motivou a concepção do João. Mateus foi essa segunda vez.

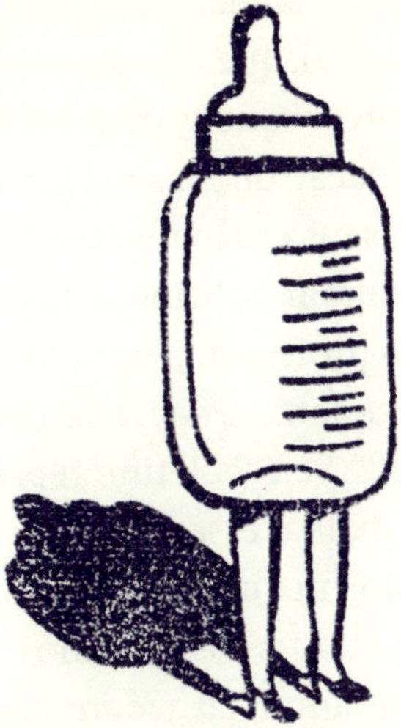

CULPA

Se por um lado aprendemos, ao longo dos séculos, que os homens têm livre-arbítrio sobre seu destino (e afastamos para uma posição menos central o imperativo divino), na linha inversa constatamos que muito do que somos é resultado de um misto de determinação genética com vivências advindas das dinâmicas familiares. De novo, de certa forma isentamos o indivíduo da culpa pelos problemas pessoais para depositá-la sobre o colo dos pobres pais. Provavelmente, nunca como em nossos tempos os pais se sentiram tão culpados pelos problemas dos filhos, inclusive porque nunca tivemos tanto controle sobre a concepção, e, se decidimos pôr um filho no mundo, esse é o (alto) preço a pagar.

Hoje a mãe sabe que não pode comer demais na gravidez, nem fumar, nem se estressar, e assim por diante. Depois, quando o bebê nasce, tem de amamentar (e as que, por alguma razão, não conseguem são vistas como desnaturadas). Mais tarde, é crucificada se o filho não apresenta um comportamento exemplar... João e Mateus coincidiram em ser indomáveis até os três ou quatro anos, a ponto de se tornar quase proibitivo freqüentar com eles restaurantes e casas de amigos nessa fase. Parece que as crianças vêm ao mundo com carga extra de energia e curiosidade exacerbada. Mais tarde se transformam em meninos e adultos civilizados (a crer que o histórico de João se repetirá com Mateus). Permanece, no entanto, o gosto pela desarrumação geral, que torna sempre caóticos os ambientes em que estão. Já percebi que Mateus seguirá a trilha, o que é corroborado pela avaliação de suas pacientes professoras: mal estreou na escola, com seus então recém-completados dois anos, quando instado a arrumar os brinquedos da sala, como todos os demais, saiu atrás da professora, imitando-a em seu papel de orientadora, imune que se acha ao dever da arrumação: "Vamos arrumando tudo, pessoal!". Seu "boletim" repete sempre esta recomendação "Temos de trabalhar esse ponto".

Lembro-me também de uma ocasião em que levei o João a um dos ortodontistas (de uma série) que tentamos, quando ele ainda tinha dentição de leite, mas que já se anunciava merecedora de reparos. A profissional era recomendadíssima, de uma linha alternativa, contrária à extirpação de dentes, o que eu obviamente preferia após tentar opções ortodoxas. Pois bem, mal examinou a arcada do João e anunciou, definitiva: "Esta constituição é decorrência de falta de amamentação". Como sempre ficamos diante de conclusões tão enfáticas vindas de "autoridades", em assuntos que são como o grego para nós, senti-me por um instante um verdadeiro monstro, até cair em mim e contra-argumentar que ele havia mamado, sim, e muito, se lambuzou de leite até enjoar, me fez de mamadeira viva. De nada adiantou minha ponderação, eu teria de ser culpada e pronto, alguma eu tinha aprontado para a dentição dele ser daquele jeito (o fato de vários familiares terem a mesma constituição certamente não tinha efeito algum). Ignorando minha culpa, João resistiu a esse e a todos os demais tratamentos — muitos e caros aparelhos dentários foram parar no lixo. Esse "problema" lhe serviu de motivo para a tão desejada dispensa do Exército, muitos anos mais tarde, e ainda tive de ouvir: "Viu como eu tinha razão de querer ficar assim até hoje?". Quando quis, já adulto, procurou um profissional de sua preferência e resolveu a questão. Sem culpa.

Claro que com a melhor das intenções, sempre há os palpites dos amigos e parentes. A criança está com frio, ou com calor, ou com fome — e sempre o diagnóstico é contrário ao da pobre mãe. O avô paterno de João era contumaz na conclusão, em seu português "apoloneizado", de que "*a menino é muito magrra*". Sem dúvida se tratava de uma manifestação de preocupação carinhosa, mas também era uma crítica velada à criação da indefesa criança — certamente eu não lhe dava comida. Não importava que o pai do João tivesse sido um garoto macérrimo e se transformado num adulto igualmente magro e que eu própria nunca tenha sido um modelo de Michelangelo.

Quanto à saúde do João, confesso que senti um alívio grande após uma decisão simples. Sempre fui pouco encanada com doenças por conta do exemplo talvez exagerado de minha mãe: com tantos meninos da pá-virada em casa, tombos e arranhões eram cotidianos. Com todas as atribuições da casa que a aguardavam além dos muitos filhos, ela tinha uma resposta padrão para qualquer caso, de simples galo a traumatismo craniano, que repetia sem nem tirar os olhos da louça que estava lavando: "Antes de casar sara". De nada adiantava ser hipocondríaco ou fazer manha em casa, não colava mesmo. Quando o João era pequeno, a incumbência de levá-lo ao médico (rotina ou não) era em geral minha, por isso era mais fácil para o pai levantar hipóteses mais trágicas sobre eventuais sintomas. Eu achava que aquela pintinha vermelha não era nada, mas e se fosse? Como conviver com a culpa? Para esse assunto em particular me ocorreu uma regra que funcionou bem: quem levantar a dúvida leva ao médico. A média de visitas ao pediatra caiu muito desde aquele dia, e o João permaneceu — como sempre — bastante saudável.

Talvez a culpa maior dos nossos dias seja motivada pelo tempo e a intensidade da atenção que conseguimos dar aos filhos. Até que nos desejem longe, lá pela adolescência, crianças nos querem sempre muito perto e atentos, mães em especial. Primeiro com o entretenimento-mor, a mamada, depois com histórias intermináveis e aventuras perigosas, mais tarde como ouvintes de longas ponderações sobre todos os assuntos possíveis. Acontece que a vida continua mesmo após eles nascerem, e ela tem outros ingredientes que competem, embora com desvantagem, com o tempo para os filhos. Os casais, a menos que coincidam na visão sobre esse assunto, em geral têm pontos de atrito nesta fase. Definitivamente, para mim é um sofrimento enorme viajar sem filhos quando eles são pequenos, ainda que por obrigação profissional — por lazer, nem pensar. João tinha dois anos quando viajei a trabalho pela primeira vez após seu nascimento. A tortura, estou certa, foi muito maior para mim do que para ele. Ele ficou com a vovó e a tia querida, paparicadíssimo portanto. Eu, ao contrário, chorava toda noite. Na volta, para me punir e deixar claro que, apesar de tudo, não havia gostado da minha ausência, recusou-se a vir em meu colo ou a me chamar de mãe por eternos cinco minutos, terríveis e suficientes para atingir o objetivo: eu me senti a pior das criaturas. Com o Mateus, tento planejar escapadas mínimas, para fugir de sua percepção e — mais ainda — da minha culpa. Será impossível para mim o divertimento efetivo enquanto eu achar que poderia estar brincando com ele, não obstante o cansaço me obrigue às vezes a simular por meio de participação maquinal. Até que sou boa nisso, treinada que estou desde os tempos do João, apesar de, em algumas ocasiões, ele ter me pego no pulo e me imitado, engraçadíssimo que era. Como o João falava muito, eu tinha expressões padrão que se repetiam em rodízio de tempos em tempos, a cada intervalo de sua fala, de tal forma que às vezes eu pudesse me desligar e pensar em outras coisas enquanto brincava. Algo como a seqüência (1) É mesmo? (2) Não diga! (3) Claro; (4) Com certeza. Costuma funcionar. Quando eles percebem, porém, esqueça. João, da primeira vez, exclamou, muito bravo: "Você pensa que eu não sei que você não está prestando a *menor* atenção no que estou falando?". Mais tarde, com a verve humorística mais desenvolvida, ele se postava à minha frente, o olhar vidrado como um boneco e repetindo as frases de forma maquinal. Uma vergonha, mas acho que isso o ajudou a entender que gente grande não sabe mesmo brincar direito.

Também queremos que os filhos sejam felizes 200% do tempo, e, se alguma suspeita houver de que isso não acontece, eu pelo menos me sinto a última das criaturas. Lembro-me de uma ocasião específica em que o João, ainda na pré-escola, me pareceu estar com o olhar entristecido. Foi o suficiente para que eu buscasse a ajuda profissional mais próxima, o psicólogo da escola. Cheguei à reunião agendada e expus meu drama, talvez igual ao que ele ouvia todos os dias de muitas mães. Ele me deu uma resposta sensata e óbvia, com a maior calma: "João é um ser humano como todos nós, portanto tem e sempre terá momentos de tristeza. Você não vai poder tirar isso dele, nem reverter essas situações num passe de mágica". É tudo verdade, pensei, mas, para ser sincera, bem que eu gostaria de ter esse poder...

Mistério maior para mim é o sentimento de culpa que se revela inteiro na situação que é a mais dolorosa e a mais perversa de todas: a morte de um filho. Nos dizeres de meu pai, que viveu isso, "não é justo, é contra a ordem natural das coisas". E, mesmo que, como presenciei no caso dele, muito tenha sido feito, o máximo possível, sempre, ainda resta no olhar a marca da sensação de que poderia ter sido mais, talvez um detalhe, uma palavra, uma sutileza. Que peso é esse que nunca nos permite alguma autocomplacência? Que deuses imaginamos ser para cogitar a hipótese de não falhar, ao menos com essas criaturas divinas a quem chamamos de filhos?

CONFLITO DE GERAÇÕES

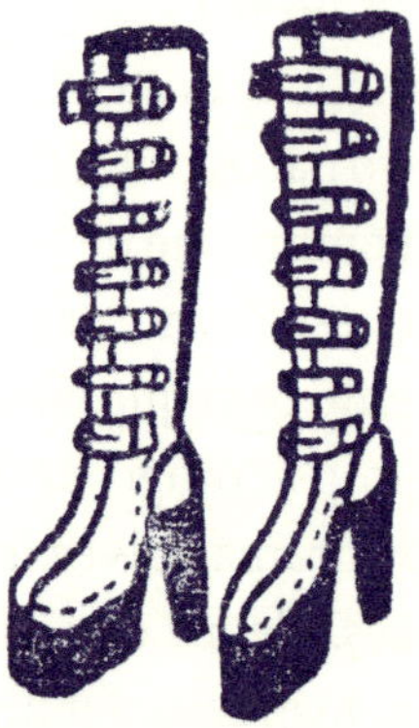

Tenho filhos que já nascem estranhamente antigos, ao menos no que se refere ao gosto musical e ao dom de se entender com pessoas da terceira (ou quarta) idade. João, ainda bem pequeno, ouviu uma vez Elvis Presley, que não era um *habitué* em casa, e se encantou. Daí em diante era só *Love me tender* e outros sucessos já na época fora de moda. Até o cachorrinho que ele ganhou em criança foi batizado de Elvis. Depois, percorreu modismos como os inevitáveis Guns'n'Roses e Nirvana, mas regrediu de novo até The Doors, para finalmente se estabelecer como beatlemaníaco.

Mateus, por seu turno, desde pouco mais de um ano é maluco pelos Rolling Stones, por *Satisfaction* em particular, com caras e bocas, além de indumentária improvisada, para acompanhar. Imagino que vá evoluir para um Emerson, Lake and Palmer ou The Who daqui a alguns anos. Nunca consegui entender a lógica dessas escolhas, boas, é verdade, mas distantes do *hit-parade* caseiro. Uma de minhas suspeitas é que se apegar a músicas, quaisquer que sejam, é uma forma de me fazer parar de cantar. Se já houver uma música sendo executada, devem pensar eles, a mamãe é obrigada a conter seu furor de Maria Callas debaixo do chuveiro (ou até fora dele). Essa tese me ocorreu numa oportunidade em que, estando eu sozinha em casa com o João ainda pequeno, e após algumas horas de repetição irritante (reconheço) de uma única música, ele veio me pedir, com cara de sofrimento e num apelo vindo do fundo da alma: "Mãe, pelo amor de Deus, pára de cantar".

Acho que me vinguei do João quando a Nina Hagen, aquela roqueira alemã *mucho loca* que namorou o Supla, veio ao Brasil. Na pré-adolescência, o João resolveu montar uma banda de música. Resolvi brincar com a situação e me dispus a ser a cantora, prometendo performances como a da Nina Hagen, inclusive mostrando o traseiro durante os shows. Nunca vou me esquecer do quanto me diverti com a cara de espanto e preocupação do meu filho. Percebi que ele estaria disposto a acabar com todos os planos musicais para conter minha loucura. Percebi também que essa poderia ser uma arma e tanto — para porra-louquice, porra-louquice e meia. Os livros de orientação pedagógica bem que poderiam conter esse tipo de treinamento de guerrilha para pais de adolescentes.

Imagino como deve ser difícil para os meninos de hoje achar um mote para suas contestações de adolescência — a idade da reação à sonegação do acesso direto da infância à vida adulta, em que ficam num limbo por longos anos. Sendo eles filhos (ou agora já netos) da geração sexo, drogas & rock-and-roll (apenas em tese, que fique claro), contestar o que mais? Houve e há modismos como os estilos punk, gótico e outros, mas são só variações (chocantes mesmo foram os primeiros cabeludos, as primeiras minissaias). Sexo, por exemplo, na atitude é hoje muito mais cercado de cuidados e recomendações, inclusive por conta da aids. Para dar desgosto aos pais, ao contrário de antes, só sendo caretas mesmo... Segundo Contardo Calligaris, em *A adolescência*, "se o imperativo cultural dominante é 'Desobedece!', 'Prova tua autonomia!', então desobedecer pode ser uma maneira de obedecer. E obedecer, quem sabe, talvez seja o jeito certo de não se conformar".

Fazendo uma comparação bem simples entre algumas gerações com as quais convivi diretamente ou sobre as quais ouvi a história oral (e que corroboram as teses de vários autores): boa parte dos imigrantes ou filhos deles viveu nas comunidades rurais, em grupos de parentesco e vizinhança relativamente reduzidos e fechados, com pouco ou nenhum contato com o mundo urbano. Naqueles tempos e naquelas comunidades, o fenômeno da adolescência ainda não havia se estabelecido, passava-se da infância para a vida adulta sem escalas, os valores eram transmitidos de geração a geração quase sem contestação, a vida era para ser reproduzida nos moldes da geração anterior, e pronto. Simples assim, o que certamente reduzia a muito pouco o grau de incerteza sobre os projetos de vida (o futuro era o melhor casamento possível, o maior número possível de filhos e muito trabalho na terra herdada, ou comprada a duras penas). Nas gerações seguintes — nas quais me incluo —, a família já estava submetida às oportunidades e incertezas da cidade; os valores morais e os costumes transmitidos eram os mesmos de antes, mas a recepção já era filtrada pelos novos valores criados pela adolescência contestadora. Ficamos numa espécie de "sanduíche cultural", prensados entre o que achávamos certo, libertário e inovador, e os antigos costumes impostos sem grandes possibilidades de meio-termo. A dissonância era nossa, dos filhos, não dos pais. Para eles era mais prático: não e pronto. Aliás, era um "não" desnecessário até de ser declarado, tão implícito ele estava em nossa educação desde o nascimento.

Finalmente, na convivência com nossos filhos, talvez a dissonância seja completa, nossa e deles: concordamos em tese (ou até na prática) com a proposta de ação dos filhos, mas a sociedade não necessariamente. E aí? Deixamos ou não os filhos/as dormirem em casa com as namoradas/os? E quanto à bebida, ao cigarro e outras experimentações? Li muito sobre ter bom senso e equilíbrio nessas situações, mas na hora H são outros quinhentos (no fundo, talvez desejemos filhos rebeldes no modelo Chico Buarque: bom moço na vida pessoal e contestador brilhante só da vida política).

A vantagem óbvia é o diálogo, muito maior nos dias de hoje. Parece-me uma experiência bem mais enriquecedora esse confronto, essa dúvida, esse questionamento constante, por mais difícil que seja lidar com eles no dia-a-dia. A falta de cerimônia é total. Eu não teria coragem de sugerir aos meus pais uma tatuagem como o João me propôs (que acabei não fazendo, por pura preguiça). Ou de convidar um deles para surfar no Havaí, o que achei por bem não aceitar, para poupar o João de um vexame, visto que não consigo me equilibrar nem numa bicicleta, quanto mais numa prancha.

Por outro lado, o risco dessa proximidade tão maior, desse convívio muito mais transparente e sem culpas por parte dos filhos (que não precisam mais esconder dos pais o que fazem) é a pasteurização do comportamento, mediante a idealização e a conseqüente imitação da adolescência pelos adultos. Roupas são cada vez mais parecidas, mães se esmeram para reproduzir os corpos malhados das filhas, muitas vezes competem com elas em poder de sedução. Daí vai ficar complicado mesmo. Se já estamos deixando esses meninos na berlinda por anos, sem a imunidade infantil e também sem o poder da vida adulta, e agora ainda por cima lhes tiramos o espaço para protestar por isso — porque na verdade lhes roubamos estilo de vida, de roupa, objetos de desejo, tudo —, qual será a diferenciação possível? E pensar que eu tenho pela frente um futuro adolescente para me responder a essas questões, justamente quando eu já estiver preocupada com crochês radicais e bailes *funks* da terceira idade...

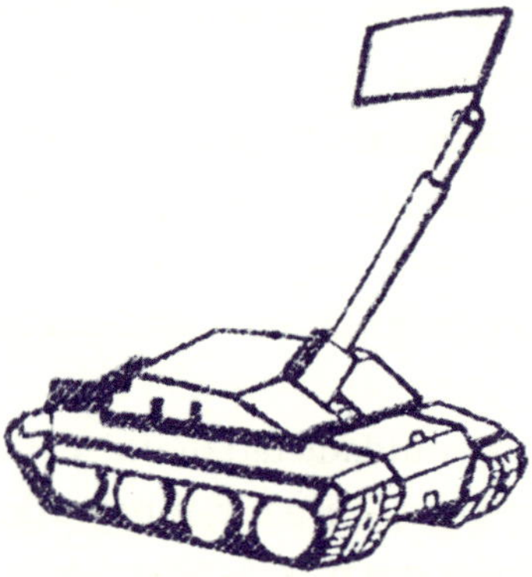

DEMOCRACIA

Toqueville certamente não tinha filhos quando teceu loas ao surgimento e à consolidação da democracia moderna, ou então devia delegar o assunto à esposa, como costumavam fazer os homens. Claro, ele não poderia adivinhar que esse conceito, aliado no plano individual à psicologia — que ajudou a tirar as vontades infantis do limbo da indiferença —, seria absorvido pela cultura familiar e traria dores de cabeça aos pais, depostos de seus papéis seculares de ditadores.

Contardo Calligaris, em *Hello Brasil! Notas de um psicanalista europeu viajando ao Brasil*, diz que nosso país é o "paraíso das crianças", ainda que as suposições sobre as causas e as conseqüências desse comportamento paterno permissivo possam não ser assim tão paradisíacas: "Assisto com emoção crianças de seis, sete anos encomendar o prato de sua escolha, comprar mercadorias em lojas, quando sei que o simples ingresso de uma criança, mesmo acompanhada, numa loja em Paris poderia ser considerado como uma ameaça. (...) Mas a emoção cessa quando ouço uma criança de seis, sete anos convocar imperiosamente o garçom: 'Moooooço!!'".

A tentativa de educação na linha de "liberdade com responsabilidade", a fim de moldar personalidades ditas equilibradas — nem seres amorfos, nem mimados sem limites —, não é receita pronta, ou, pior, nem mesmo todo o cuidado garante resultados. Para ajudar, as crianças têm opiniões próprias — eufemismo para *teimosia* — com precocidade cada vez maior. Para lembrar uma experiência banal que prenunciava um futuro complicado: João, já muito cedo, tinha preferência por roupas velhas e de malha e se recusava a usar as de tecido não elástico, que eu deixei de comprar. O problema é que queria usar suas preferidas, já furadas, em qualquer situação e local. Numa ocasião específica, criou-se o impasse: tínhamos uma festa de aniversário infantil. Ele queria ir, obviamente, e eu também, já que encontraria amigos queridos. João escolheu uma das roupas mais surradas da gaveta, daquelas que estavam em hora extra havia tempos, e que já deveriam estar no lixo, não no armário. Apresentou-se assim, com furos mostrando a pele por baixo, como se estivesse pronto para sair. Estou longe de ser uma referência no vestir, nunca estaria numa lista das mais elegantes, mas aquilo era demais. Recusei o *lay-out lumpen.* Ele insistiu. Nova recusa. Mais um rebate. Blefei: "Então não vamos à festa". E João: "Então não vamos à festa". Impasse. O que fazer? Ele estava tão calmo e convicto — ou fingia bem, como eu — que se retirou após a declaração final e foi brincar, sem nenhum escândalo ou birra. Fiz um rápido apanhado de alternativas: a) cedo e levo-o em andrajos (ruim, além do vexame ele terá certeza de que venceu a batalha); b) baixo o centralismo democrático, visto-o corretamente, à força, e o levo semi-imobilizado e aos berros à festa (péssima opção, descartada); c) vou à festa infantil sozinha (descartada pelo ridículo); d) tento convencê-lo mais um pouco com argumentos (impossível, trabalho perdido); e) fico na minha e perco a festa (escolhida, por falta de opção melhor).

Esse hábito argumentativo implantou-se e redundava em intermináveis pingue-pongues sobre decisões que eu havia tomado, sempre entremeados pela irritante frase: "Mãe, você não está sendo razoável".

Outro exemplo dos efeitos da cultura democrática caseira

me foi dado pelo João quando, por volta dos cinco anos, ele fez um lindo desenho com lápis de cera na parede da sala, com direito a casinha, nuvem, sol e árvore, e me aguardou já na porta, em minha volta do trabalho, dizendo que tinha uma surpresa dedicada a mim. Foram segundos de rápido processamento para poder compor numa resposta equilibrada dois sentimentos tão díspares: o primeiro impulso era de matá-lo por ter feito um considerável estrago na parede branca. Por outro lado, era um estrago feito só para mim, com todo amor, e ele não tinha noção das regras sobre o assunto. Respirei fundo, dei-lhe um beijo de parabéns pelo desenho. Em seguida inventei uma nova norma (que me daria ainda mais trabalho): expliquei que as paredes não são locais para desenhos, mas poderíamos combinar que as do quarto dele — e só elas — seriam livres para o João decorar, se quisesse.

Esse foi o início da instauração de uma república independente no território do quarto dele, uma espécie de Cuba, ilhada em seu caos, mas ao mesmo tempo intocável. Ao longo dos anos, ele e os amigos não só picharam e panfletaram as paredes com toda sorte de mensagens revolucionárias e pacifistas ou com simples declarações de amor e desenhos de folhas de canabis, como ele estabeleceu regras próprias para seu espaço, que incluía uma completa bagunça de roupas e sapatos espalhados, toalhas pelo chão, restos de comida e refrigerantes, um completo lixão no meio do apartamento. A faxineira invadia o território para um mínimo de manutenção, sob os protestos dele na volta da escola: estávamos "invadindo sua privacidade" e, além disso, "tirando seus objetos da ordem (?)".

Talvez nós, pais, devêssemos estudar teoria das relações internacionais para saber como lidar com nossos filhos. Até que ponto devem ser respeitados os limites territoriais, sem intervenção? Se um país vizinho produz algum elemento tóxico que pode afetar a vida além-fronteiras, com efeitos em seu próprio território, o que dizem os tratados? Transplantadas as questões para meu provinciano problema, como lidar com o fato de as baratas do quarto dele não respeitarem as placas de NÃO ULTRAPASSAR colocadas na "alfândega" da porta do quarto de João?

Não foi, portanto, sem preocupação que enfrentei a cena se repetir, tantos anos depois: Mateus, dois anos, buscou-me já na porta para me mostrar o desenho lindo que tinha feito para mim no quarto da babá. Diferente do estilo do João, numa concepção mais modernista, a obra de Mateus era uma abstração composta de traços e sulcos na parede (que ele devia ter feito com algum objeto perigoso). Arrepiei. Vai começar tudo de novo? Agradeci o presente, beijei-o, mas evitei formular regras que saem pela culatra, como na ocorrência anterior.

Pensando bem, acho que mudei bastante nesses anos. Outro dia, por exemplo, enquanto buscava a sobremesa na cozinha, ouvi João à mesa comentando com os outros dois homens adultos que convivem comigo — meu marido e meu irmão mais novo: "Minha mãe é o George Bush aqui de casa. Somos quatro votos, mas se ela sozinha decide diferente, vale a decisão dela". A analogia era com a decisão americana de invadir o Iraque, contrariando a posição da ONU e de boa parte da opinião mundial. A tal "decisão" caseira à qual João se referia era sobre uma bobagem, se haveria ou não tevê na sala de estar (eles obviamente queriam, eu não, na tentativa de restringir as pipocas e almofadas jogadas à sala de tevê). Ri do comentário, preocupei-me um pouco com a minha imagem, mas ao final decretei que ficaríamos mesmo sem tevê na sala. Assinado: Judith Bush, ex-socialista, quase ex-democrata (ao menos em casa).

VEXAMES

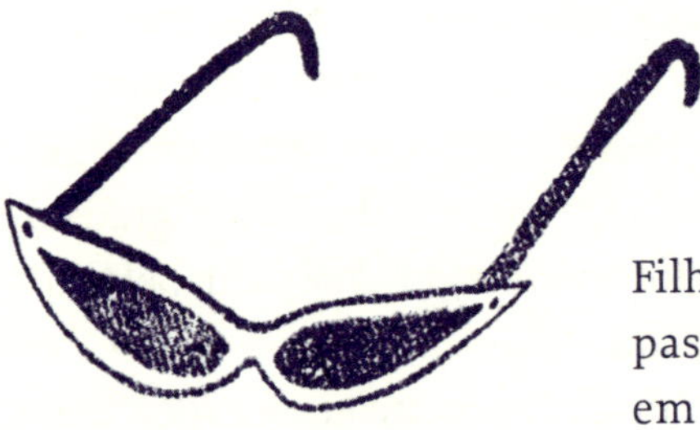

Filhos algumas vezes nos fazem passar por constrangimentos, em razão de comportamentos que desdizem todo o treinamento educacional que lhes damos (ou deveríamos ter dado). Foi como me senti quando João, respondendo à pergunta de uma amiguinha sobre se seu pai tinha barba — e não querendo ficar por baixo, visto que o pai dela tinha —, foi taxativo: "Na cara não, mas no saco tem". Ou quando Mateus, encantado ao ver pela primeira vez um anão, correu até ele e disparou: "Mestre! Onde estão a Branca de Neve e os outros 'anãezinhos'?".

Mas a recíproca, reconheço, é verdadeira: nós, pais, também temos nossos momentos em que "pisamos no tomate", e feio. Descontado o período em que ainda não têm a noção do vexame, quando, por exemplo, as mães choram nas festinhas da escola, emocionadas com a atuação de seus pequenos, todos merecedores do Oscar — eu incluída nesse tipo de cena —, a censura começa a se avolumar e atinge seu auge na adolescência.

Lembro-me de pelo menos duas situações em que o João quis me matar, e deveria tê-lo feito mesmo. Na primeira, ele estava numa roda de amigos no andar térreo do prédio onde morávamos, entretido naquelas conversas barulhentas típicas da fase, entremeadas com as ininteligíveis gírias então em voga. Passei pelo grupo, cansada por um longo dia de trabalho. O cumprimento geral foi bom, um correto "Oi, pessoal". O desastre foi a seqüência, pega que fui na contramão pela atração fatal edipiana: escapou-me um horrível "Oooi, gatinho!". O pior talvez nem tenham sido as palavras, e sim a entonação e a melosidade, num tratamento igual ao que eu lhe dispensava quando ele tinha dois anos, mas realmente inadequado para um barbado que estava chegando aos dois metros de altura. Mal passei e ouvi de volta um sonoro e coletivo "MIAAAU!". Sabia que tinha feito bobagem, tinha certeza de que seria repreendida, e fui, merecidamente. Mais tarde ele me explicou em particular, com voz grossa e contida, escolhendo as palavras para manter o devido respeito com a mãe, que seu nome, dado por mim mesma, aliás, era João. Nem Joãozinho, muito menos gatinho. Apenas João. Uma situação vexaminosa, que eu tive de suportar em silêncio e com resignação, já que ele estava coberto de razão. Acho que aprendi a lição. Passados os anos, fui testando de novo, na intimidade, esses chamamentos ridículos, mas tão expressivos do que sentem as mães, e aos poucos a maturidade lhe permitiu fazer concessões. Hoje posso dizer, orgulhosa, que o chamo de "coração", sem problemas. Abandonei o "gato", é verdade, não só pelo trauma da bronca, mas porque, refleti, nem era uma boa expressão do meu afeto com a "ninhada", uma vez que nem sou assim tão chegada a gatos — sou mais um bom cachorro, e não ficaria bem chamá-lo de "cachorrão".

O segundo exemplo repete uma ocasião em que o amor de mãe, contido para evitar a repetição de vexames, me pegou na curva e transbordou. O caso já começa em situação um pouco fora do comum, em um campo de futebol society em que ambos, João e eu, jogávamos pelo mesmo time. Explico. Sempre gostei de futebol (no passado muito mais), ou fui forçada a gostar por conveniência: até os dez anos fui criada em meio a cinco irmãos (só daí nasceriam uma irmã e finalmente outro irmão). Jogava-se ou se assistia a partidas de futebol na tevê em casa o tempo todo, estimulados ainda por um pai que adora o esporte. Como não havia escapatória, como numa espécie de estratégia, aprendi a gostar de futebol até mesmo para ter uma moeda de troca: eu concordava em jogar com eles, mas eles tinham de assumir o papel de pais nas minhas brincadeiras de casinha. Sem modéstia, não havia termos de comparação entre as performances. Claro que eu não jogava bem, mas dava o sangue, e em geral saía toda roxa de campo. Eles, ao contrário, representavam o simples papel de pais com evidentes desinteresse e desdém, deixavam o filho-boneca se esborrachar no chão e outras atrocidades que me levavam — aprendiz de mãe — ao desespero.

No plano teórico fui longe, a ponto de saber formular as complicadíssimas críticas que os homens fazem diante da tela da tevê, como dizer que o técnico deveria subir o lateral, e assim por diante. Considerei-me Ph.D a partir do momento em que entendi o que é impedimento. Meu principal feito, porém, foi ter iniciado o João na arte do futebol, um discípulo obviamente milhões de vezes melhor que a mestra, elegante como um Adhemir da Guia num corpo de Kaká. Em campo nunca fui grande coisa, mas entre mulheres, extemporâneas nesse esporte, até que quebro o galho, na linha da "terra de cego". Assim, brincava em família e em campeonatos internos da escola ou da empresa, que sempre atraem mais pelo que há de cômico e folclórico do que propriamente pelas habilidades esportivas. Chegamos a treinar em times mistos, no afã de tentar, como se isso fosse possível, absorver por osmose algum talento dos homens (entre os quais o João e amigos). Certamente eles se divertiam muito conosco, com a decência de não morrer de rir. Deve ter sido muito difícil para eles não gargalharem todas as vezes em que a mulherada se empelotava em volta da bola (será que é por isso que a bola é chamada de pelota?), como um enxame em volta da colméia, segundos após terem sido definidas e explicadas as posições de cada uma. Hoje, mais experiente, penso que talvez tivesse sido bem mais fácil definir a regra pelo sistema binário: metade das jogadoras, as da defesa, não pode passar do meio-campo. A outra metade, o ataque, seria proibida de voltar aquém do meio-campo, sob chuva ou sob sol. Teríamos desse modo reduzido a confusão — e quem sabe a gritaria — pela metade.

Voltando à nossa cena, eu estava tentando ficar na defesa (em geral sou ataque, já que tanto faz mesmo e ao menos corro o risco de marcar algum gol), os homens gentilmente fazendo o esforço de aturar nossa falta de jeito com a bola, eu apertando os olhos para tentar vencer a miopia e enxergar o que acontecia na área do adversário, quando meu Adhemir da Guia levantou uma bola maravilhosa e eficaz: foi gol! Eu poderia — e deveria — fazer como os outros companheiros de time, espalmar as mãos contra as dele e me restringir ao usual "Valeu, João!". Mas não, não agüentei e gritei, de lá de trás mesmo, um sonoro "LINDO, FILHÃO!". Silêncio. Enxerguei as flechas disparadas dos olhos dele em minha direção, cada vez mais nítidas à medida que se aproximavam.

Nada muito grave, foram apenas poucos dias sem falar comigo. Felizmente para o Mateus, desse vexame ele não padecerá: terá o irmão mais velho, um craque, como técnico, não sua mãe-coruja e perna-de-pau.

SEPARAÇÃO

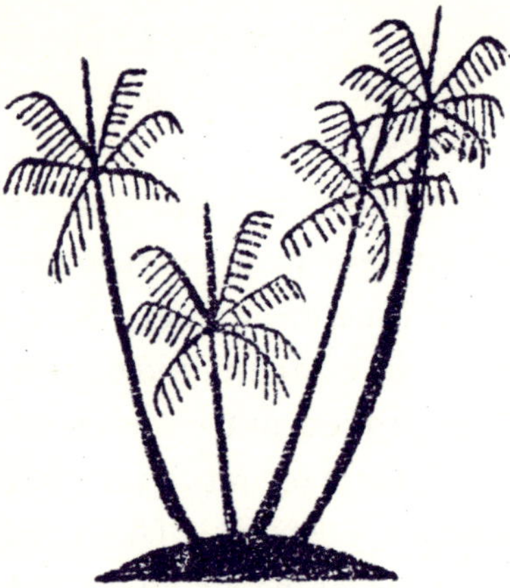

Dentro do que é possível ser civilizada uma separação conjugal, a minha o foi, especialmente considerando que o fator deflagrador não foi nada civilizado.

Mas o exemplo máximo de bom senso veio de quem talvez não tivesse a menor obrigação de tê-lo: João, então com quinze anos. Além de não se meter em nada (depois explicou tratar-se de atitude pensada de quem achou que a decisão não tinha nada a ver com ele, portanto deveria respeitar), foi o melhor amigo que eu poderia ter no dia-a-dia terrível que se segue a fatos como este. Foi um ombro acolhedor e fonte de palavras de ânimo, nunca de cobrança egoísta ou de contestação, ainda que, obviamente, ele tivesse sido afetado pelo acontecimento, chocante aos olhos de quem se considerava parte de uma família perfeita. Foi o único que conviveu regularmente comigo nessa fase difícil, sem invadir minha privacidade, mas deixando claro todo o tempo, até por meio de bilhetes, que, se eu quisesse contar com ele, era só chamar, sempre. João aproveitou a fase para insistir em proposta que vinha me fazendo há tempos: a de largarmos tudo, nossa vida careta na "cidade grande", para vivermos numa praia, talvez vendendo colares de miçangas aos turistas. Já me imaginei de *tailleur* (para aproveitar a indumentária de trabalho que já tinha), tentando me equilibrar em saltos altos pela areia, a oferecer brincos coloridos, enquanto o João permaneceria na linha de montagem (uma esteira cheia de fios, miçangas e ferramentas para o artesanato). Em resumo: meu filho poderia ter sido mais um problema. Foi uma solução.

Sei que nem sempre é assim e também não ignoro que mudança tão avassaladora deve ter produzido seus efeitos em um filho em plena adolescência, mas esse é um ângulo que pertence somente a ele. Do meu lado, parte do destempero que se seguiu em minha cesta de confusos sentimentos, após o rompimento abrupto de um longo casamento, referia-se ao próprio João. Inicialmente, fui inundada por enorme insegurança e pelo peso de me sentir sozinha com um adolescente para cuidar (e a fase mais complicada estava começando). Lembro-me particularmente de uma noite em que o porteiro do prédio anunciou que o pai de uma amiga do João pedia para subir ao apartamento. Eu não o conhecia, e esse encontro não havia sido pré-combinado por telefone. Como eu sabia que se tratava de uma garota, digamos, um pouco problemática e que estava em grandes conflitos com a família, imediatamente fantasiei que o pai dela havia descoberto algum tipo de relacionamento mais íntimo entre a filha e João e que, talvez fora de si, ele viria até mim para tirar satisfações, sabe-se lá por meio de que palavras ou atos, justo naquela fase em que eu estava sozinha em casa, sem um homem "para me defender". Atendi à porta com o coração acelerado, e assim permaneci, mas, vencido o primeiro momento, não mais por medo de ser linchada e sim por sincera comoção: o pobre pai não queria me xingar, nem me agredir, apenas desabafar, conversar com alguém sobre o que fazer com a filha, com quem dizia já ter tentado de tudo. Não pude fazer nada além de ouvir, essa foi a minha pequena ajuda. Ri depois de meus temores infundados de "mulher indefesa", e refleti que, no fundo, nada havia mudado neste particular. Aliás, uma das reclamações mais freqüentes sobre meu papel de esposa era exatamente de que eu não pedia ajuda. Concluí também que nada seria muito diferente em relação ao João: eu continuaria a ser responsável por tudo o que já era antes — e não era pouco —, e o João continuaria a nutrir o carinho e a amizade que o unia ao pai.

João também foi maravilhoso quando resolvi me casar de novo. Apoiou-me e agiu com rara tolerância e respeito diante da guinada em nossa vida familiar (mal sabia ele que até um irmão iria aparecer). Sempre tive clareza, por exemplos que conheci, do papel dos filhos nessa relação. Se quiserem, eles podem, sim, pôr tudo a perder (especialmente se o novo parceiro não for esperto ou adulto o suficiente para agüentar as provocações), ou no mínimo criar situações muito difíceis, que acabam por vezes minando o amor entre o casal. Se tiver de escolher, na maioria das vezes a mãe optará pelos filhos.

Parece-me, aliás, que está em gestação uma tendência que já mostra alguns sinais na geração do João (ou ao menos em parte dela), o que pode significar uma mudança qualitativa de comportamento muito positiva: convivem, meninos e meninas, com muito mais naturalidade, manifestam afeto mais livremente e de forma saudável, inventaram o "ficar", que livrou as meninas da pecha de sirigaitas, são honestos nos relacionamentos e, mais revelador ainda, são generosos com os ex-relacionamentos. Fico comovida ao ver que há muito menos ressentimentos e muito mais compreensão em relação a ex-namorados ou ex-namoradas. Nada da passionalidade rasteira que marcava o passado e que respingava mesmo nos jovens que vivenciaram o período que se seguiu à revolução sexual. Ao contrário, eles convivem tranqüila e pacificamente, desfrutando da amizade que sempre existiu, instintivamente sabedores de que as razões dos conflitos e as questões fundas do relacionamento devem ser pesquisadas nas dinâmicas individuais, e não se resolvem pela fácil atribuição de culpa pelos problemas pessoais ao outro e ao mundo.

EDUCAÇÃO SEXUAL

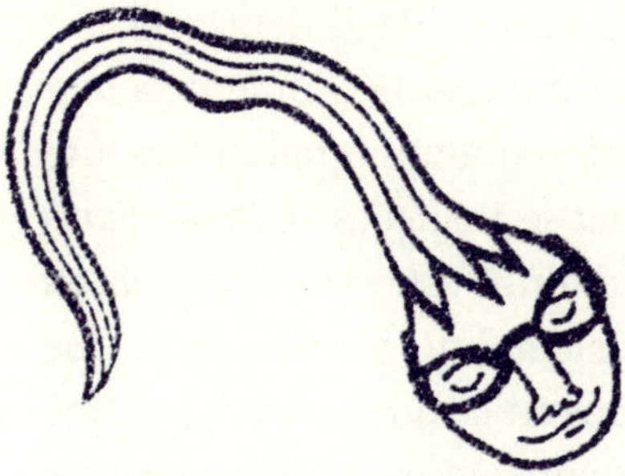

Quando eu tinha por volta de seis anos, perguntei a minha mãe de onde vinham os bebês, ou algo parecido. Ela riu amarelo como uma japonesa envergonhada e me respondeu: "Quando você tiver dez anos eu lhe conto". Pronto. Uma pergunta inocente não respondida e eu comecei a imaginar o que haveria de tão incompreensível ou misterioso nesse tema a ponto de eu ter de esperar tanto tempo para saber a resposta. Acabei repetindo a pergunta para uma amiga da vizinhança, alguns anos mais velha que eu. Ela também riu — confirmação de que o assunto devia ser engraçado — e acabou por me mostrar livros que havia descoberto em sua casa, alguma coleção de enciclopédias científicas com ilustrações, mas ainda assim chocantes para mim, que nem havia passado pelo prólogo das abelhinhas e das sementinhas.

Passei noites inventando teorias para acomodar aquelas descobertas à minha inocência e conveniência: se aquela era a forma universal de comportamento humano, então deveria abranger inclusive meus próprios pais, símbolos de discrição e recato. Assim, a conclusão óbvia foi de que "aquelas coisas" aconteciam em períodos específicos durante o sono, numa espécie de sonambulismo, sem que o casal tivesse consciência de nada. Aquela explicação me agradou e convivi com ela por um bom tempo.

Com o João, tive a preocupação obsessiva de estar preparada para a fatídica pergunta. De não rir, não me mostrar nervosa, abalada, denotando tratar-se de algo fora do comum. Li bastante e aprendi formas de fazê-lo, por meio de exemplos didáticos de acordo com a idade, entre outras coisas. Aprendi também que se deve saciar a curiosidade somente na medida da demanda. Em outras palavras, a orientação era responder tão-somente à pergunta formulada e aguardar questionamentos gradativamente mais sofisticados, evitando estender-se até lições do *Kama-Sutra* se a criança queria saber o que a abelhinha estava fazendo sobre a flor. Após as leituras e ensaios, considerei-me tinindo para o que desse e viesse. Também por volta dos cinco ou seis anos, João me fez um questionamento inicial, de supetão, enquanto estava entretido com algum brinquedo, sentado no chão. Não lembro mais qual foi a pergunta, mas era de fato bem inocente, exigindo uma resposta bem parcial. Respondi prontamente, com segurança, em linguagem adequada para a idade. Ele resmungou algo como "ah, tá...", e voltou a brincar distraído e satisfeito. Aguardei ansiosa uma segunda investida. Nada. Nem naquele dia, nem nunca mais. Minhas conjecturas foram várias: será que a resposta não foi estimulante o suficiente para despertar nele o desejo de saber mais? Ou a falha teria sido confiar na metodologia dos livros de especialistas (deveria procurar o Procon? O que fazer com tudo o que eu havia estudado?). Ou, pior ainda, teria sido meu discurso primário demais? Talvez ele tivesse pensado: "Deus, será que ela acredita mesmo nisso?".

Tempos depois, descobri que o João, com quase oito anos, colecionava revistas *Playboy*, e que nossa casa era ponto de encontro dos meninos do prédio. De novo, o que fazer? Não só em relação a ele próprio, mas aos demais e a mim mesma, mãe de um líder da comunidade infantil dos adoradores de mulher pelada?

Mateus quase me pegou no pulo. Ciumento como poucos, questionou-me incisivo por que razão ele não aparece em certas fotos da família. É difícil explicar a noção de tempo para uma criança de três anos. Apelei para a saída que julguei inteligível para ele: "Você era bem pequenininho ainda e estava na barriga da mamãe, bem quentinho...". Para ilustrar, saquei outra foto na qual eu exibia um barrigão de nove meses. Mateus a examinou e pareceu satisfeito. Em seguida concluiu, querendo confirmação: "Daí eu rasguei a barriga e saí, né?". Achei que em termos conceituais não estava errado e confirmei, porém no mesmo instante gelei pela possibilidade de ele prosseguir no assunto querendo saber como teria entrado lá. Ri nervosa, pensando numa saída ridícula, algo como voltar a bola para a pobre criança: "Você é que tem que me explicar como conseguiu entrar lá, seu danadinho". Percebi depois que ele tem explicações próprias: um dia encantou-se com o bebê de uma vizinha e pediu para levá-lo para casa. A mãe riu e ponderou que não podia, que o menino era seu filho. Mercantilista, Mateus insistiu e lhe ofereceu dinheiro, umas moedinhas que tinha no bolso. Outro episódio próximo confirmou a idéia que ele tem de que os bebês são comprados (onde está o romantismo das cegonhas?): numa tagarelice com uma amiga da família que pretende ter filhos, ele prometeu que compraria um para guardar na barriga dela.

De qualquer maneira, tais situações serviram de alerta para mim sobre a necessidade de eu me preparar o quanto antes. Terei de me reciclar, não apenas porque não me lembro mais dos detalhes (da "pedagogia" sobre o assunto, não sobre o assunto, obviamente), mas porque sem dúvida, nesse período de vinte anos, devem ter surgido novas abordagens para a questão da educação sexual, e não me espantaria se as recomendações agora fossem opostas às de outrora (é sempre assim, descartam-se "verdades" como se fossem cascas de banana).

Fora isso, os estímulos multimídia se multiplicaram e as crianças quase que nascem sabendo de tudo. As meninas estão numa precocidade de fazer gosto, a ponto de provocar situações difíceis. Foi o que aconteceu quando Analu, minha sobrinha com oito anos na ocasião, fez o favor de dar uma aula completa de educação sexual (verbal, tranqüilizem-se) para os filhos de amigos que passaram o fim de semana conosco. Para completar aquela temporada fértil, veio me confidenciar que havia sonhado naquela noite com espermatozóides. Diante de meus olhos arregalados, ela me explicou, zombeteira: "Não com aquilo que você está pensando, só com os espermatozóides, mesmo...".

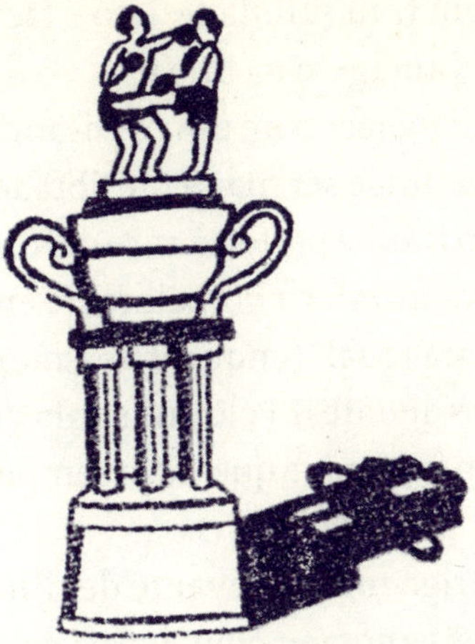

TESTOSTERONA

Meninos são bichos briguentos por natureza, ou por condicionamento social, ou por tudo isso junto, sei lá. Mateus promete: como o pai, um pequeno John Wayne mora dentro dele e às vezes acorda atirando. Minha esperança vem de que João, vinte anos mais velho, acabou se revelando um sujeito da paz, bastante civilizado — embora tenha restado um ou outro episódio para confirmar a tese da testosterona.

O mais difícil nesses momentos de desinteligência infanto-juvenil é saber como agir no papel de pais, contrariando o impulso original de passar um trator por cima dos oponentes de nossos pequenos heróis. A cena mais ilustrativa que já vi a esse respeito — real ou criada só para nossa diversão e repetida pela tevê — foi a da pacata senhora da platéia de uma luta de boxe que, vendo seu filho nocauteado, não titubeou: ela entrou no ringue, sapato na mão em riste, e martelou com o salto o lutador vitorioso. Ridículo e absolutamente normal (é bastante provável que eu tivesse feito o mesmo).

Trata-se de um tema difícil e para o qual os pais devem estar preparados (já vi amizades antigas se romperem por bobagens das crianças). No caso de os pais estarem presentes, diz a regra que se deve tentar manter o sangue-frio e não interferir (a menos que haja evidente desequilíbrio de forças entre os briguentos), e se possível fingir calma ao repetir o jargão: "Isso é natural, crianças são assim mesmo...". Posso dizer com tranqüilidade: isso é fácil desde que o filho da gente esteja em vantagem na briga.

Muitas vezes o casal de pais se estabelece com uma divisão de papéis: um é mais impulsivo, o outro finge ser mais equilibrado. Acho que tenho sido melhor atriz em minha performance de mãe equilibrada. O pai do João costumava interferir verbalmente em defesa do filho e brigava "de igual para igual" (enquanto eu morria de vergonha e tentava jogar panos quentes). Pelo que conheço do pai do Mateus, ele vai incentivar o filho para que traga sempre o troféu de vencedor para casa.

Não me esqueço da primeira briga mais relevante de filho que presenciei. João devia ter uns seis anos, eu conversava com algumas mães na sala de estar do andar térreo do prédio onde morávamos — aliás, um exemplo de como as crianças têm o poder de transformar um edifício frio numa rua do interior: por meio delas as famílias se conheceram e partilharam ótimos anos de vizinhança. Apesar de viverem todo o tempo uns nos apartamentos dos outros ou no playground — ou exatamente em razão dessa convivência estreita —, alguns arranca-rabos entre os pequenos eram inevitáveis. Foi o que aconteceu naquele fim de tarde. João brincava com alguns amigos sob nossas vistas, e eclodiu um desentendimento maior que avançou para a disputa física, da qual eu nunca soube o motivo. Percebi a movimentação com o rabo do olho, contudo consegui me manter tranqüila na conversa com as vizinhas, entre elas a mãe do "inimigo". Tudo foi muito rápido, mas para mim pareceu uma eternidade. Mantive a animada conversa, talvez respondendo absurdos, com um olho no gato, outro no peixe. O "Incrível Hulk" crescia verde dentro de mim, sob o verniz da civilidade. Em pouco tempo se ouviu um choro, e o "inimigo" foi aninhar-se no colo da mãe. Em seguida se retira, orgulhoso, o vencedor, acompanhado por um séquito de "assessores". Pude respirar fundo e exclamar: "Essas crianças...".

Mais tarde o herói do dia inventaria uma desculpa qualquer para chorar copiosamente nos meus ombros. Tinha sido muita emoção, ele gostava do "inimigo", a vitória tem seus reveses.

Durante a adolescência, a única marca resultou de um soco no nariz durante uma noitada, por conta de uma confusão entre grupos, um mal-entendido qualquer a respeito de garotas. Como eu, João prefere resolver sozinho suas questões, razão pela qual somente na manhã seguinte o encontrei em seu quarto, o nariz — que já não é pequeno — ampliado pelo hematoma, rodeado dos fiéis amigos que se consolavam com a desculpa de que "pelo menos o outro bando também tinha levado suas bordoadas". Chorei escondida, inconformada com a brutalidade, enquanto o padrasto Lima insistia que a experiência seria "boa para ele, todo menino precisa passar por isso". Definitivamente, aceito minha parte de violência em filmes como *Harry Potter*, e olhe lá.

Um teste de maturidade viria mais tarde, quando a turma do João decidiu enfrentar um grupo rival da escola. Armados com tacos de beisebol, concentraram-se à tarde em casa — que sempre foi o quartel-general — para planejar o ataque, tudo obviamente em *off*, enquanto os pobres pais trabalhavam. João não se animou com o programa e tentou desencorajar a turma, em vão. À noite, pais em pânico foram buscar seus rebentos na delegacia. Nada grave, os meninos apenas aproveitaram a empreitada felizmente frustrada (venceram por w.o., os inimigos não compareceram) para quebrar com os tacos alguns espelhos de carros parados nas ruas. Típico das cabeças de minhoca nessa fase da vida. Parênteses: podia ter acontecido alguma tragédia? Claro que sim, graças a Deus não aconteceu. Nesses momentos sempre me pergunto qual a moral da história. É fácil explicar a marginalidade juvenil na favela. É sempre mais difícil compreender os episódios protagonizados pelos filhos da classe média que pipocam nos jornais e que nos deixam estarrecidos, porque podiam ter acontecido com os nossos. Falta de modelo familiar? Valores materialistas disseminados em combinação com pais ausentes? Conheço esses amigos do João desde pequenos, sei que são meninos corretos e generosos, e que seus pais são decentes e preocupados. Nada disso impediria que o acaso de uma situação específica pudesse levá-los — o João incluído — a mudar suas vidas, e as de seus pais, para sempre. Se eu ainda tinha alguma tese romântica a respeito, na linha de que o amor dos pais e a boa educação são elementos impeditivos para ações irracionais e agressivas (pontuais ou freqüentes), leituras recentes em torno do comportamento dos soldados americanos no Iraque puseram pás de cal sobre ela: bastam o impulso e o aval do grupo para que aumentem absurdamente as chances de liberação dos freios da razoabilidade, o que levou jovens considerados normais (entre eles mulheres!) a cometer atos bárbaros, injustificáveis, na prisão de Abu Ghraib, no Iraque. O exemplo constantemente citado é o da experiência conduzida na Universidade de Stanford, nos Estados Unidos, na qual se definiram dois grupos de alunos que representariam por duas semanas papéis de polícia e presidiários. Pois bem: a pesquisa teve de ser interrompida, tal a violência com que o primeiro grupo passou a tratar o segundo — justificados que estavam pelo aval de pertencer a um grupo e por seus papéis — a ponto de pôr em risco a integridade dos colegas. Fecham-se os parênteses.

Outra prova pela qual o João teve de passar (e à qual quase todos os jovens estão sujeitos) incluiria a avaliação social da atitude esperada dos homens. João e sua então namorada vieram me consultar — e confesso que fiquei muito orgulhosa por isso — sobre uma equação difícil, com efeito: ela estava sendo vítima de fofocas na escola por parte de um garoto que afirmava ter "ficado" com ela. A dúvida era: deveria o João "tirar satisfação" com o tal rapaz e eventualmente socá-lo, como esperava "a sociedade"? Meu coração quase saiu pela boca ao imaginar um possível enfrentamento, sabe-se lá quem é o moço, e como é que poderia acabar a pendenga. Esses, no entanto, não são argumentos para se usar numa hora dessas. Abafei-os e apenas lancei perguntas, sem nada aconselhar, como uma psicóloga de botequim: "Entre vocês há algum desconforto, alguma desconfiança causada por esses boatos? É importante o que os outros pensam ou falam sobre o assunto? Vale a pena a energia gasta com este assunto? Enfrentar e eventualmente bater no intruso (correndo o risco de apanhar também) vai melhorar o que vocês sentem — isso sim importante?". Deu certo, eles acabaram por concluir que era tudo uma grande bobagem, ficasse o terceiro com sua dor de cotovelo enquanto eles, felizes, se matariam de namorar. Deu gosto ver a alegria dos dois, convictos de que deveriam desfrutar de sua felicidade em vez de se preocupar com os outros. Deu gosto ver meu alívio ao saber que meu filho não correria o risco de ter o nariz socado de novo — ou coisa pior.

TRIANGULAÇÃO

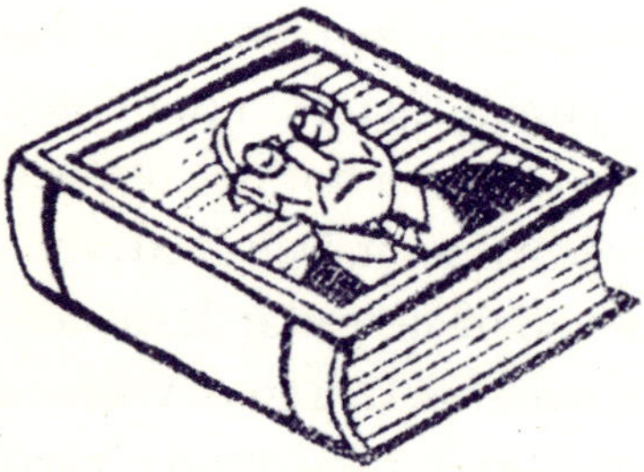

Sempre achei muito bem bolada a necessidade da soma de dois seres diferentes para se criar um novo. No mínimo, dificulta a concepção — se a população já é imensa no mundo com a premissa de duas pessoas, imagine como seria se um só resolvesse... —, divide responsabilidades, institui uma garantia mínima para o descendente, na falta de um dos genitores. Também expõe a formação da criança a pelo menos duas visões, em uma amostra do que pode ser a diversidade do mundo externo, ainda que pai e mãe possam ter formas de pensar bastante parecidas.

Essa noção racionalizadora, entretanto, está longe de explicar todo o mistério da triangulação que deve se estabelecer para que a experiência da concepção e do desenvolvimento dos filhos possa ser considerada bem estruturada. Talvez seja uma conclusão instintivamente óbvia, mas eu só viria a entendê-la na maturidade, com alguma leitura (bem menos do que deveria, confesso), com a observação à minha volta e com o exemplo didático da realidade. Não me ocorria que os papéis de pai e de mãe — ou a função materna e a paterna — são diferentes, cada um deles seguindo um *script* próprio, com influências distintas, embora complementares, sobre os filhos.

Usando tintas fortes: a maternidade é uma paixão cega e

eterna, o que parece uma redundância (a paixão, por princípio, é cega) seguida de uma incongruência (a paixão, por princípio, não é eterna, só dura na vigência da cegueira, o que nos leva a concluir que mãe é sempre cega). Dada a premissa, o vínculo entre mãe e filho tende a ser também excludente, biunívoco, íntimo, restrito, controlador — como se o universo fosse apenas essa relação. Como antídoto contra o exagero visceral, o paterno deve intervir e instaurar o equilíbrio: o mundo inclui um terceiro elemento, o pai (ou a figura masculina que o represente, ou outra instância interditora), simbolizando todo o externo que existe além da relação original. Pela mão paterna, o filho deveria ser conduzido para fora de casa, para lutar por seus desejos, criar seus projetos, conhecer as regras da cultura e enfrentar as frustrações e os riscos da vida, dos quais a mãe tenderia a deixá-lo eternamente protegido, como uma galinha que deseja manter sob as asas um filhote cada vez maior, ridiculamente transbordante em suas dimensões.

Parece simples e fácil cada um desempenhar seu papel, mas na vida real está longe de sê-lo. A mãe pode, por exemplo, se apossar de tal forma da relação, a ponto de não permitir nenhum espaço a mais, nenhuma intromissão. O interventor pode, por outro lado, ver acentuadas suas carências, diante da paixão da mãe pelo filho, e passar a disputar esse amor, no papel de irmão e não no de pai. No lugar da inserção saudável, com olhos no crescimento do filho, podem vir daí a raiva e a tentativa de desqualificá-lo, como se a partir disso fosse possível resgatar a privacidade do relacionamento com a esposa/mãe. Outra possibilidade é a ausência ou a indiferença, em certos casos, inclusive como reação de derrota pelo insucesso da intervenção, diante da intensidade da relação entre mãe e filho. A resposta pode estar na direção oposta: a mãe tende a redobrar seu foco no filho, a fim de suprir a ausência do papel do pai e também defender seu rebento do ressentimento paterno.

O mundo real é, portanto, uma combinação infinita de possibilidades, sem a apreensão fácil das classificações. Neste aspecto, parece menos difícil o papel de mãe: é instintivo apaixonar-se pelo filho, é muito fácil exagerar nessa paixão. Qualquer atriz principiante tem razoáveis chances de não fazer feio. Por outro lado, é preciso um enorme talento para desempenhar com classe o principal papel masculino da vida do filho, tendo de entrar em cena com uma relação em pleno curso e nela se inserir, a partir da sedução. A relação mãe-filho é de concordância, a inserção do pai é para discordar, para mostrar que os dois primeiros não são indiferenciados, para tirar o filho do paraíso e lhe indicar que ele tem vida própria, que ele tem de ir à luta (com tudo de ruim e também de bom que isso representa). Ao menos na aparência, é bem mais fácil concordar.

Se for eficiente, a interdição é dupla: a mensagem para a mãe é para que deixe seu filho cumprir seu papel como ser distinto, independente. Que ela viva e deixe-o viver. Que ela abra mão do poder da maternidade e não transforme o filho na única razão de sua existência, sua extensão, evitando assim afogar e matar sua cria, paradoxalmente, no mar da não-identidade.

Em tese, os papéis na triangulação são excludentes (ao menos no instante de seus exercícios): ou se é o filho, ou se é a mãe, ou se é o pai. Como no bordão, uma coisa é uma coisa, outra coisa é outra coisa. Não é possível ser mãe de verdade e pai de verdade, ao mesmo tempo; em outras palavras: não dá para se misturar e simultaneamente se interditar. Talvez, passada a fase mais radical da paixão, a mãe perceba o quanto o filho precisa da interdição, mas isso não é condição suficiente para que ela ocorra. Algumas vezes se vêem mães e filhos quase implorando ao pai: interdite-nos!

O fato é que aos pais — cujo papel, na verdade, é fundamental na vida dos filhos — talvez seja socialmente permitida uma atitude escapista em grau maior. Um comentário de uma amiga, que leciona no ensino fundamental da rede pública, me fez refletir mais uma vez sobre este ponto: ela ponderou que a comemoração do Dia dos Pais na escola talvez devesse ser repensada, tal o volume de crianças que acabam frustradas com o evento. Algumas simplesmente nunca conheceram seus pais, outras não têm mais contato com eles há tempos. Mesmo dentro do que consideramos conduta "normal" — o que ocorre na maioria das famílias —, os pais se valem muito mais da célebre desculpa do trabalho para justificar o tempo menor despendido junto aos filhos, e talvez sejam mais míopes a respeito de quanto as crianças precisam deles, não quando se aposentarem (daí, só os netos usufruem), mas quando elas estão ainda estruturando suas personalidades. Lembram às vezes o personagem José Arcádio Buendía, em *Cem anos de solidão* (Gabriel García Márquez): "Sempre fora assim, alheio à existência dos filhos, em parte porque considerava a infância como um período de insuficiência mental, e em parte porque estava sempre absorto demais nas suas próprias especulações quiméricas". Sem essa presença e essa participação, como estabelecer a necessária interdição da relação mãe-filho, de forma a preparar a criança para sua interação com o mundo?

Mesmo que em tintas muito mais suaves que as caricaturas anteriores, minhas experiências com triangulações me trouxeram vivências profundas. Sei que estabeleci relações intensas com meus filhos, que instintivamente tentei torná-las exclusivas, e que — no auge da minha onipotência e incompreensão — intentei ser mãe e pai. Reconheço que os pais (reais) fizeram e fazem sua parte de interposição saudável — a despeito dos ciúmes que sentiram e de minha resistência inconsciente, sobretudo na fase inicial. Aliás, quem há de resistir — sejam pais ou mães — a filhos sedutores como sempre eles são? À medida que crescem, voltam suas baterias para a conquista dos pais, e nós, pobres mães, às vezes nos sentimos excluídas da cumplicidade que estabelecem entre si.

Nesse imbróglio afetivo, e longe da receita de bolo que só existe nos livros, o que nos consola é que, entre mortos e feridos, salvamo-nos muitos, e aprendemos a lidar com as lacunas internas — quem não as tem? Quantos exemplos existem de filhos que, carentes da experiência materna ou paterna na vida real, conseguem construir dentro de si próprios as fontes de aconchego necessárias para se tornarem seres humanos capazes em afetividade?

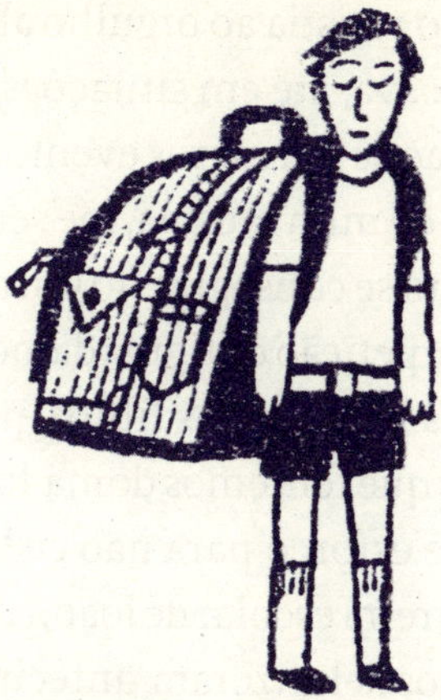

PROJEÇÕES

Filhos são depositários de nossos sonhos e desejos, e não é fácil caminhar pelo fio da navalha que é conduzi-los à vida adulta sem tentar fazer deles apenas e tão-somente um meio de satisfação de nossos projetos pessoais. É inevitável imaginar bebês lindos e vivos que se transformam em crianças educadas e nota 10 na escola, para finalmente se revelarem adultos bem-sucedidos (os mais liberais e generosos, como eu, admitem até a liberdade de decidirem em qual carreira serão brilhantes). Não é bem assim que acontece — felizmente.

Modéstia à parte, João e Mateus foram mesmo bebês lindos e vivos (embora não dormissem conforme meus planos). A partir daí, João resolveu fazer tudo a seu modo (Mateus provavelmente fará o mesmo, e acho que estou mais bem preparada). Para começar, dos três anos em diante se tornou tímido, e tive de aprender sobre seu estilo próprio de *approach* social. Ao deparar com um grupo novo de crianças, precisava estudá-lo por um tempo, muitas vezes sentado ao meu lado, até ganhar confiança e então se entrosar. Quando decidia se integrar, estava em casa, nunca teve problemas de relacionamento, seus amigos são eternos. Mas meu *script* original (e tolo), corroborado pelo meio (pelos comentários das outras mães, do tipo: "Ele é tímido, hein?"), era de interação instantânea, sem aquecimento. João me mostrou que tinha razão:

sua abordagem mais cautelosa e estudada lhe reservaria sempre relações sólidas nos grupos dos quais fazia e faz parte.

Mesmo após esse aprendizado, não resistia ao orgulho absoluto e desmedido quando ele se destacava, até em situações triviais. Até quando tinha papéis de destaque em meros eventos da escola, e apesar de ficar envergonhada de mim mesma, me sentia a mãe de Louis Armstrong vendo o filho se consagrar no Carneggie Hall, prova de que o instinto de competição que guardamos, e que se exacerba quando o projetamos para nossos filhos, pode aflorar a qualquer momento, por mais que tentemos domá-lo.

Tive de fazer também um grande esforço para não ceder à tentação de acionar um *up-grade* na carreira escolar de João, como quase todas as mães do círculo de amigos dele fizeram, antecipando em um ano o fim da pré-escola e o início do primeiro grau. Era uma decisão perfeitamente possível, mas contra a recomendação dos pedagogos. Confesso que não aderir ao impulso foi decisão pensada mesmo, e da qual, felizmente, não me arrependi. Nessa fase tomei consciência de quão difícil é a vida de quem trabalha com escolas e crianças, não por elas, mas pelos pais e suas projeções. Lembro-me de uma palestra promovida pela escola, destinada aos pais, com o propósito de discutir problemas do aprendizado que, entre outros fatores, podem advir da excepcionalidade, como a inteligência em grau muito aquém ou muito além da média. O assunto causou *frisson* pela preocupação de alguns pais com a possibilidade de seus filhos serem excepcionalmente brilhantes, e que, em razão disso, pudessem apresentar distúrbios no aprendizado e no comportamento por serem incompreendidos. O palestrante teve de ser quase ríspido para tranqüilizá-los: que não se preocupassem, não havia nenhum gênio no grupo. Não ouvi nenhuma pergunta no sentido oposto. Aliás, já li ou ouvi que é mais freqüente exatamente a recusa na percepção das limitações dos filhos, como mães que simplesmente não reconhecem neles, por longo período, disfunções neurológicas graves. É explicável, por ser mais pesado que descobrir nelas mesmas esses problemas.

João mostrou-se quase que um modelo de aluno durante o ensino fundamental, o que me levaria a pensar que seria sempre assim, um mar de rosas. Não tinha nenhum problema de aprendizado, não requeria supervisão para fazer seu dever de casa. Nas avaliações da escola, o único comentário, que não chegava a ser crítica ou fonte de apreensão, era a rapidez com que terminava suas obrigações para poder se levantar e andar. Imaginei, em minha infinita ingenuidade, que essa situação se perpetuaria e que eu até escaparia da tão temida "aborrecência". Não, ela se revelaria inteira, para me ensinar novas lições que eu não havia apreendido ainda. Passada a tempestade, eu concluiria que os filhos devem ter radares para identificar quais são os pontos sensíveis dos pais, aqueles que abalam estruturas (por outro ângulo, é claro que essas dinâmicas mobilizadoras são construídas pelo grupo familiar desde a infância).

Uma das mensagens foi: "Mãe, adoro você, mas sou outra pessoa, diferente de você, não sua mera extensão. Assim, basta de ser como você, aluna exemplar e filha independente quase que desde a infância". João iniciou sua jornada contestatória pelo declínio gradativo de sua performance na escola, indo num crescendo até o limite de não freqüentá-la mais. As trocas de escola foram várias nessa fase. Eu, em contrapartida, iniciei firme e forte minha resistência e fui cedendo, baixando as exigências diante das derrotas, até concordar com o mínimo: vá a qualquer escola, mas vá. A questão era mais ampla, obviamente, dizia respeito a um projeto de vida. Mesmo nos piores momentos, eu o compreendia: não é possível fingir entusiasmo se ele não existe. Ou se sente, ou não se sente. Pensava nele como um Holden Caulfield, personagem do *O apanhador no campo de centeio* de J. D. Salinger, o jovem perdido em suas buscas, expulso de escolas sucessivamente, não por indisciplina mas por desinteresse puro, que perambula sem rumo por

Nova York, sem coragem de enfrentar os pais. Essa compreensão me deixava ainda mais confusa e de mãos atadas porque, na prática, como mãe, eu não poderia apoiá-lo em sua postura de inércia — que se somava ainda a um sentimento com o qual sempre comunguei: o de que o ensino nos moldes existentes é mesmo muito chato, uma prova de paciência para qualquer criança ou adolescente (querem que eles fiquem sentados por horas, ouvindo e vendo repetições morosíssimas de conceitos decorados, sem que se saiba bem a razão do esforço). Mas esse é, sem dúvida, apenas um pano de fundo, não fator relevante no quadro principal.

No fundo do poço, meu único desejo era que ele fosse feliz — como se isso fosse pouco. Que não fizesse nada, mas me mostrasse a vivacidade que havia naquele bebê lindo que eu concebera. Não deixa de ser uma projeção, e talvez a maior de todas. Sabe-se que o desejo moderno por prazer e felicidade criou um padrão ímpar de ansiedade, a ponto de se buscar a não-tristeza a qualquer preço, até mesmo artificialmente.

Para demonstrar com mais clareza seus limites e a distância que eu deveria guardar para que ele pudesse marcar terreno, João precisou ilustrar com a separação física. Passou a me sonegar abraços e beijos, alimento quase que vital para uma mãe. Entendi a necessidade e o recado, mas não foi fácil. Fantasiava que isso não passaria nunca, que eu estaria privada para sempre das demonstrações de afeto. Outro engano: passada a fase aguda, ele voltaria a ser o menino/adulto carinhoso que sempre foi.

Para piorar minha difícil situação de responsável, a platéia nunca entendeu por que eu não usava as moedas tradicionais da chantagem: a restrição do ir e vir e a financeira, por exemplo. A resposta era simples, mas também de difícil compreensão por não ser a usual: essa nunca foi nossa linguagem. João nunca me pediu uma coisa ou outra, tudo era dele. E essa liberdade só funcionou porque ele nunca abusou dela, sempre a usou com franciscana parcimônia. Usar esse instrumento, no nosso caso — se eu enxergasse algum sentido nessa atitude — teria sido de uma inutilidade a toda prova.

Esta página não tem conclusão. Não apenas porque ainda a estamos vivendo, como também porque esta é a vida, vamos vivê-la sempre. Vamos buscar a felicidade, eu vou me preocupar se enxergar nele qualquer nesga de não-felicidade. A única conclusão possível — e não é pouca coisa — é que ele atendeu plenamente aos meus desejos, e mais: fez-me enxergar a inutilidade de minhas projeções originais, fez-me ter ambições muito maiores, como a de ser uma pessoa melhor.

AMOR INCONDICIONAL

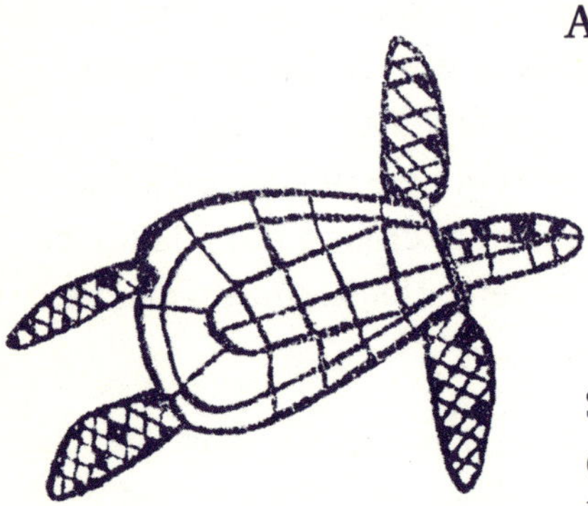

Sempre me comovem as cenas em que mães choram pelos filhos, talvez pelo temor do sofrimento óbvio dessas situações — o pior que pode existir. Entre as mais marcantes estão a das *madres de la Plaza de Maio*, na Argentina, ou, talvez mais expressiva ainda, a das mães que sofrem por seus filhos fora dos portões dos presídios, sobretudo durante as rebeliões. As primeiras, ao menos, têm o mundo democrático "civilizado" lhes dando razão, e o tempo se encarregou de reverter definitivamente a moral da história, a ponto de hoje ninguém lhes negar o papel de vítimas do autoritarismo. No que diz respeito às segundas, quando muito, há, por parte de quem está confortavelmente instalado em sua poltrona, assistindo ao noticiário da tevê, um sentimento misto de pena e temor em relação aos supostos monstros que os presídios abrigam. Para as mães, no entanto, esses monstros são sempre aqueles meninos adoráveis que elas, bem ou mal, criaram. São as únicas que sobram ao lado de seus filhos, muitos deles assassinos confessos. Trata-se do amor verdadeiramente incondicional.

Sempre soube — mais que isso, sinto — como é difícil manter o equilíbrio na relação com os filhos, de forma a não se cair nos extremos entre a falta e o excesso de atenção, ambos prejudiciais na visão dos especialistas. Os prejuízos da falta são óbvios, é sempre terrível cristalizar a sensação de abandono, de que não se é amado o suficiente. No outro extremo, a dedicação sem limites de algumas mães, quase sempre com pesadas exigências e contrapartidas, pode determinar relações simbióticas e simplesmente anular a individualidade do filho, torná-lo um escravo, mimado, mas escravo. Uma variação bonita e comovente dessa atitude extrema foi retratada pela guerreira Lucinha Araújo em *Só as mães são felizes*, texto sobre sua relação com o filho Cazuza — modelo cabal de dedicação completa, exclusiva e apaixonada. Na conclusão do próprio Cazuza, "amor demais não atrapalha. Um filho rejeitado nunca conserta a cabeça. Um superprotegido tá limpo".

Meu conflito particular e crônico foi, e é, a questão do tempo de convivência, nunca a dúvida sobre qual foi ou é a prioridade afetiva de minha vida. Fiquei chocada, a ponto de nunca mais ter esquecido, com a frase da grande Elis Regina sobre a importância da música em sua vida, maior que tudo, mesmo que a de seus filhos. João sempre me confirma que reconhece minha prioridade, e o diz com todas as letras, até escreveu isso no mais piegas e lindo presente que eu já recebi. No Natal de 2001 (quando ele tinha 21 anos e o Mateus, seis meses), fui presenteada com o livro *Querida mamãe*, aquele *best-seller* com fotos de bichos com seus filhotes e frases de efeito. A melhor frase era a dedicatória dele (ou deles?): "Mãe, Feliz Natal! Obrigado pela vida que a gente teve e terá. Acho que mãe (dois grifos) define o que você é. O Matico não sabe falar ainda, mas ele vai te dizer a mesma coisa um dia. Beijos, João e Mateus". Do mesmo modo, João constantemente me pressiona para que eu permaneça mais tempo com o irmão caçula, num pedido talvez motivado pela lembrança do quanto ele próprio ansiava por ter mais do meu tempo quando pequeno. Por outro lado, ele sempre traz à baila a velha equação da falta/excesso. Num dia desses me criticou, com sua forma doce e cordial, por eu mimar demais o Mateus ao fazer "tudo o que ele quer". Respondi que apenas estava repetindo o que havia feito com ele próprio, nada diferente. João rebateu: "Por isso mesmo, veja que estou com mais de vinte anos e não consigo me mudar daqui de casa, de tão bom que é".

No fundo, talvez o principal dilema de uma mãe seja constituído pela necessidade (interna) de se sentir importante para o filho *versus* o dever (ditado pelo externo) de liberá-lo para o mundo, para a sua vida independente. Levada ao extremo, a dedicação da mãe ao filho seria, paradoxalmente, uma forma de egoísmo: tornar-se indispensável para ele é uma maneira de aprisionar, e também um jeito de suprir a ânsia de ter um papel vital no mundo (nossos filhos são nossa "razão de viver"). Por outro lado, sempre ouvimos que devemos criá-los para o mundo, não para nós mesmas. Programar-se para não ser um estorvo financeiro para eles na velhice (e, se possível, até fazer o oposto, oferecendo-lhes um mínimo de estrutura) não é a missão mais difícil. Complicado é dosar o desejo de retê-los junto a nós frente à orientação de empurrá-los para que andem com as próprias pernas, em outro espaço, com outras pessoas, outras idéias.

E pensar que tudo isso não passa de pura sensação físico-química, exacerbada pela cultura recente! Como defendem (ou provam) alguns neurocientistas, emoções e sentimentos são apenas (apenas?) representações e elaborações com base físico-biológica e correspondências comprováveis com reações em regiões específicas do sistema nervoso. Até para alguém completamente leiga como eu, parece fazer todo o sentido e, por outro lado, não faz a menor diferença prática. Se podemos desfrutar dessas maravilhosas manifestações físico-químicas, vamos a elas! Talvez um dia se comprove que a mais intensa de todas seja de fato o amor incondicional, medido por uma engenhoca de ficção científica que poderia se chamar "emocionímano", ou algo assim.

No âmbito da cultura, não há dúvidas de que só muito recentemente pusemos os filhos de uma vez por todas nos merecidos pedestais. Imagino impensáveis hoje, exceto como exemplo bizarro, as cenas que Flaubert criou para *Madame Bovary*, ao menos no que se refere à filha Berthe, como esta: "Um dia, foi Emma acometida bruscamente de desejo de ver sua filhinha, que estava em casa da ama, mulher do marceneiro". A seqüência descreve o cenário miserável em que Berthe era criada, longe dos confortos da casa dos pais, onde hoje é imperativo que um filho viva, bem colado às nossas saias. Em outra passagem, nossa heroína, ao observar a filha a dormir, conclui, de forma nada maternal: "É extraordinário (...) como esta criança é feia!".

Até muito pouco tempo a criança era vista como um ser amorfo, desimportante, apenas um arremedo de adulto, não um ser dinâmico com muitas possibilidades de vivência de sentimentos. A própria rudeza da vida demandava uma visão mais pragmática sobre a criação de filhos: tinham-se muitos, não só porque *Deus queria*, mas porque cada um era mais um braço para o trabalho. Além disso, era natural e esperada a morte durante a infância, em razão da precariedade da medicina e da saúde pública em geral; portanto, era conveniente um grupo maior, que pudesse sobreviver à seleção natural. Só mais recentemente, com o planejamento familiar e a valorização da vida emocional desde o nascimento — ou até antes dele, pelos reflexos dos sentimentos da mãe grávida —, é que surgiram a paternidade como opção e um verdadeiro endeusamento dos filhos, até o ápice do amor incondicional.

Sensação química ou não, produto da cultura ou não, ter filhos é, sem sombra de dúvida, a melhor coisa da vida (ao menos da minha). Só um filho desejaria, como fez o João quando ainda era pequeno, levar de presente à mãe uma enorme tartaruga-do-mar, simplesmente porque eu não tinha podido vê-la. Só um filho manifestaria o desejo de fazer a festa de seus três anos com apenas dois convidados, ele próprio e eu. Só por um filho se busca uma estrela, apenas e tão-somente porque ele sorriria ao tê-la.

REFERÊNCIAS BIBLIOGRÁFICAS

1. *Hello Brasil!: notas de um psicanalista europeu viajando ao Brasil* / Contardo Calligaris. - 4. ed. - São Paulo: Escuta, 1996.
2. *A Adolescência* / Contardo Calligaris - São Paulo: Publifolha, 2000 (Série Folha Explica, vol. 4)
3. *Cazuza: só as mães são felizes* / Lucinha Araujo em depoimento a Regina Echeverria - 12. ed. - São Paulo: Globo, 2000.
4. *Querida Mamãe* / Bradley Trevor Greive, trad. Pedro Bandeira. - Rio de Janeiro: Editora Sextante, 2001.
5. *Madame Bovary* / Gustave Flaubert, trad. José Maria Machado. - São Paulo: Clube do Livro, 1987 (Série Clássicos).
6. *O apanhador no campo de centeio* / J. D. Salinger - 15. ed. - Rio de Janeiro: Editora do Autor, 1999.
7. *Cem anos de solidão* / Gabriel García Márques - Rio de Janeiro/ São Paulo: Ed. O Globo/Folha de S.Paulo, 2003 (Série Biblioteca Folha v. 10)
8. *A psicanálise dos contos de fada* / Bruno Bettellheim, trad. de Arlene Caetano. Rio de Janeiro: Paz e Terra, 1980.

Este livro foi impresso em março de 2005
pela Prol Gráfica, sobre papel chamois bulk dunas 80g/m².

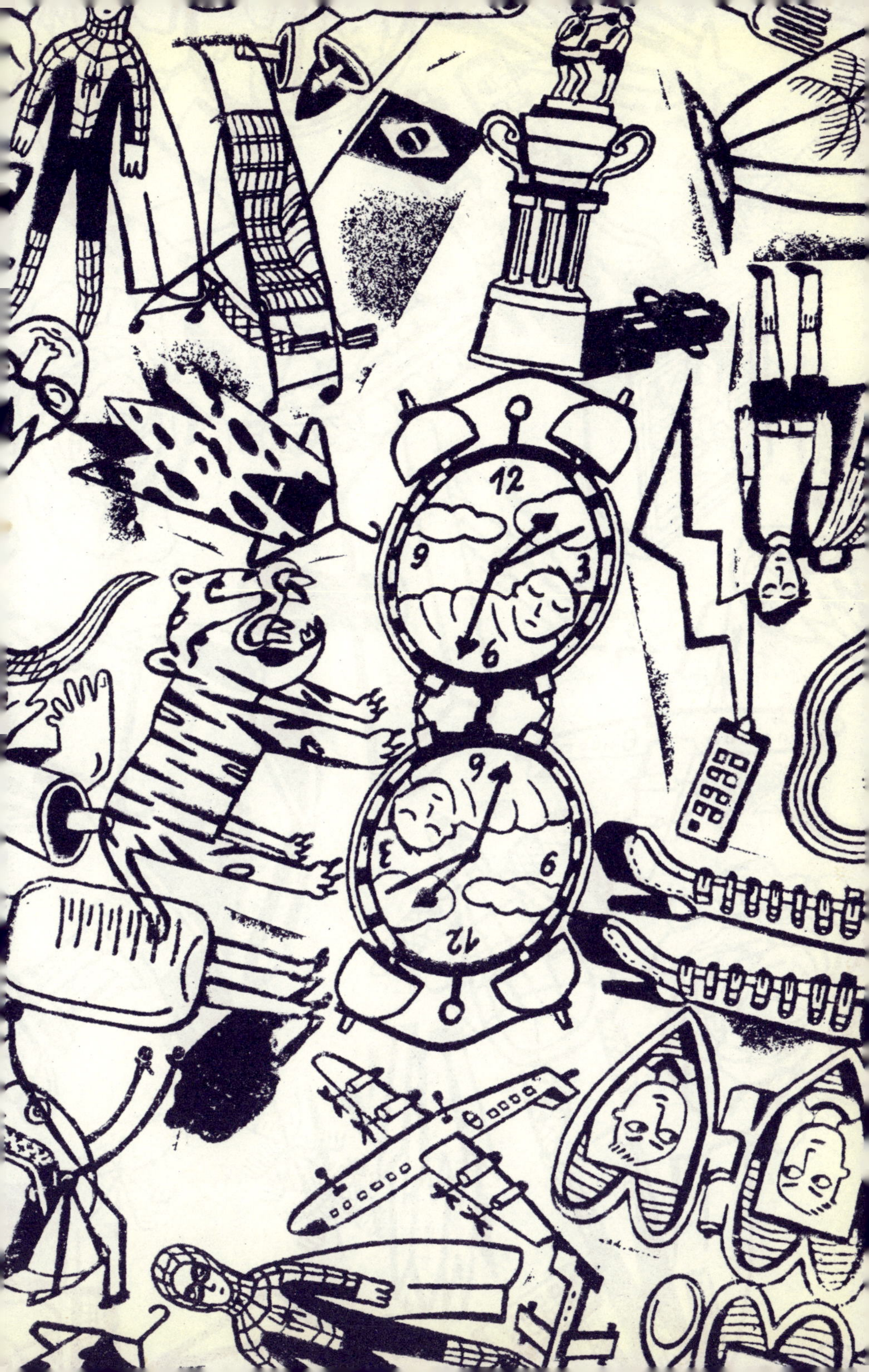

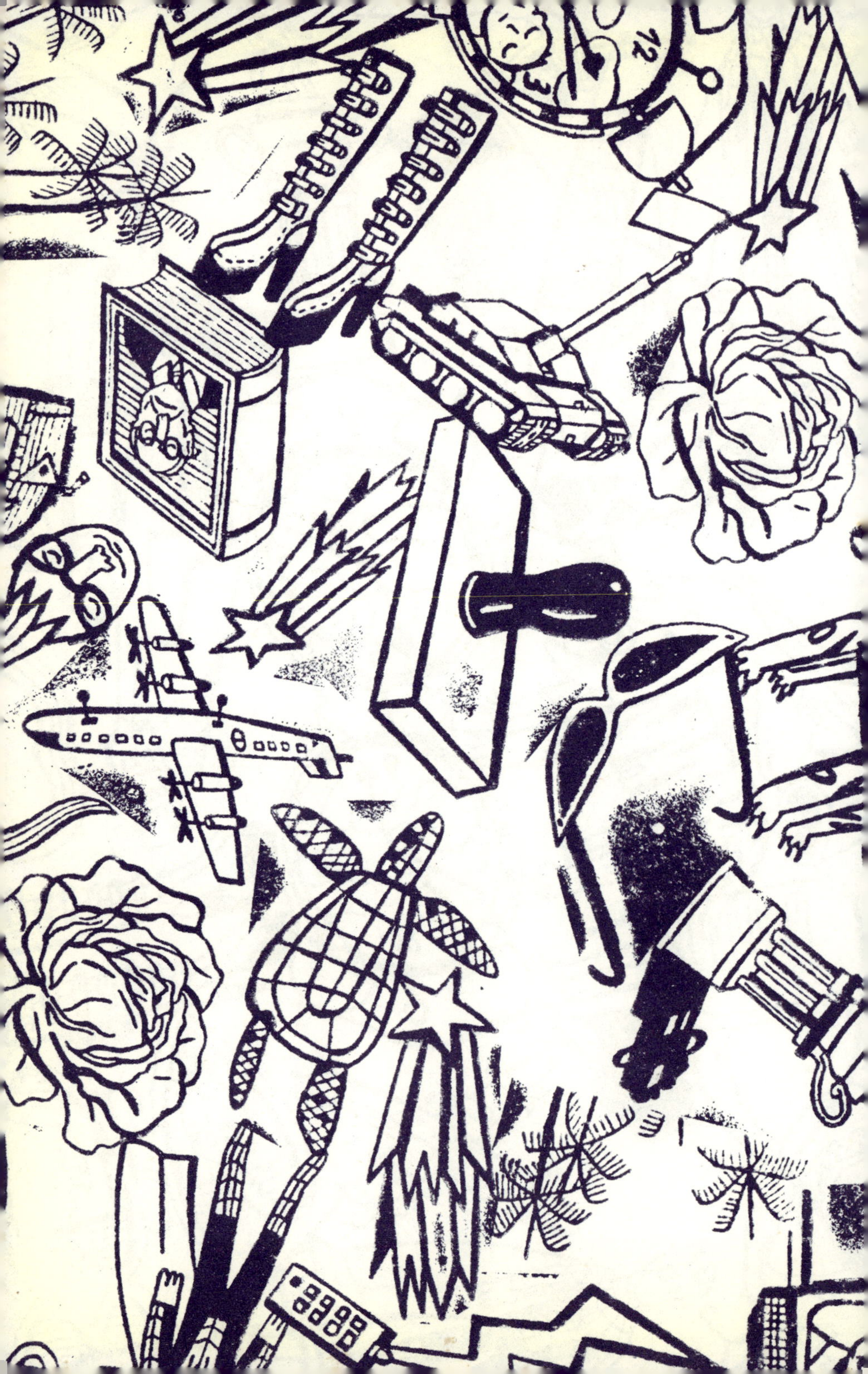